Für Stephie, Max und Konstantin

Andrea Tichy

Die besten Dinge kosten nichts

Sieben wirksame Verhaltensweisen, die uns gesünder,
glücklicher und gelassener machen.

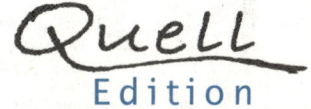

Inhalt

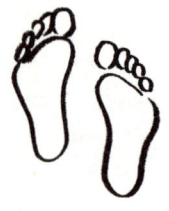

Die Sonne als Medikament – richtig dosiert bringt sie den Körper dazu, lebenswichtiges Vitamin D zu bilden und damit vielen Krankheiten vorzubeugen: von der Osteoporose bis zum Krebs. Die Sonne ist aber auch ein wichtiger Taktgeber für den Organismus und hilft dabei, zu einem wohltuenden Tag-Nacht-Rhythmus zu gelangen.

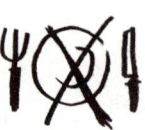

Täglich dreißig Minuten zu Fuß gehen genügen, um eine Grundfitness aufzubauen und aufrechtzuerhalten. Noch wirkungsvoller ist barfuß gehen oder Bergwandern.

Der Organismus ist darauf ausgelegt, gelegentlich nichts zum Verdauen zu kriegen. Beim Fasten beginnt er damit, sich zu regenerieren. Von der Depression bis hin zum Bronchialasthma – selbst chronische Krankheiten können durch Essensentzug wieder verschwinden und die Stimmung steigt dabei sogar. Darüber hinaus ist das abendliche „Dinner Cancelling" das wirkungsvollste Anti-Aging-Programm. Und Fasten erhöht die zerstörerische Wirkung einer Chemo-Therapie auf Krebszellen und schützt dabei die gesunden Zellen.

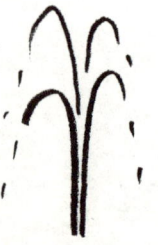

Lebendiges Wasser ist ein Quell der Gesundheit und kann wie ein Heilmittel wirken. Unter lebendigem Wasser versteht man Wasser, das aus eigener Kraft aus der Erde kommt und nicht industriell bearbeitet wird. Und es ist keine Frage des Geldbeutels: In der Natur sprudeln an vielen Stellen lebendige Quellen.

99 Wildpflanzen sammeln

Es lässt sich sogar messen: Wildpflanzen, die sich in der freien Natur behaupten, haben ein höheres antioxidatives Potenzial als ihre Artgenossen, die in landwirtschaftlicher Aufzucht gepäppelt wurden. Wildpflanzen, die es überall in der Natur zu finden gibt, bereichern den Speiseplan durch hohe Werte an Nährstoffen und Vitaminen.

127 Gemeinschaft leben

Hunderte von wissenschaftlichen Studien zum Thema Lebenszufriedenheit hat der amerikanische Psychologe David Niven ausgewertet, um die Geheimnisse glücklicher Menschen zu entschlüsseln. Das Ergebnis: Die wirkungsvollste Strategie, um zu Lebenslust zu gelangen, ist der Aufbau und die Pflege von Beziehungen. Allerdings genügen dafür nicht möglichst viele Freunde auf Facebook oder Twitter. Beziehungen wollen im realen Leben gepflegt werden.

147 Pflegen statt Putzen

Energiequelle Aufräumen: Entrümpeln wirkt befreiend, Staubwischen verbessert die Stimmung. Die Wissenschaft hat überzeugende Belege dafür, dass Putzen die Gesundheit fördert. Noch mehr: Schmutz zu beseitigen bietet ein Übungsfeld, etwa für Geduld, Rhythmus, Achtsamkeit und Durchhaltekraft. Die bewusste Pflege der Umgebung kann deshalb die Grundlage für eine Erneuerung bilden.

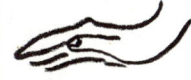

Zum Nachschlagen

Hinweis

Die in diesem Buch zusammengetragenen Informationen zu „Die besten Dinge kosten nichts" beruhen auf persönlichen Erfahrungen und umfangreichen Recherchen der Autorin zum Thema.

Die Autorin erteilt hier jedoch keine therapeutischen oder medizinischen Ratschläge – weder direkt noch indirekt. Die Absicht der Autorin besteht einzig darin, auf der Grundlage ihrer Erkenntnisse über die Bedeutung natürlicher Therapien für die Prävention aufzuklären.

Impressum

© 2014 Quell Verlag GmbH
Saalgasse 12
60311 Frankfurt am Main
T 069 - 21 99 49 40
F 069 - 21 99 49 42
info@quell-online.de
Besuchen Sie uns im Internet: www.quell-online.de

Gestaltung, Illustrationen und Produktion:
Monika Frei-Herrmann, Köln, www.frei-herrmann.de
Autorinfoto: René Antonoff
Lektorat: Regina Eisele
Rechercheassistenz: Claudia Schwarzmaier
Druck und Bindung: Printfinder

ISBN 978-3-9815402-4-6

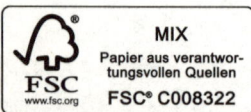

MIX
Papier aus verantwortungsvollen Quellen
FSC® C008322
www.fsc.org

Buchinhalt gedruckt auf holzfreiem Papier mit dem FSC-Siegel

Die besten Dinge kosten nichts

Sieben wirksame Verhaltensweisen, die uns gesünder, glücklicher und gelassener machen.

Ein perfekter Tag könnte folgendermaßen aussehen: Früh morgens lasse ich mich von der Sonne wecken, trinke ein Glas lebendiges Wasser (gerne mit Zimmertemperatur) und begebe mich dann nach draußen, um eine ausgedehnte Wanderung zu machen. Am schönsten wäre das für mich in den Bergen. Ich treffe mich mit mindestens einer Person zum gemeinsamen Wandern, denn in Gesellschaft macht das gleich noch mehr Spaß, immerhin kann man dann plaudern und die Brotzeit, die ich in meinen Rucksack gepackt habe, gemeinsam genießen. Mittags nach dem Essen mache ich eine Siesta. Auf einer Wiese, mit bloßen Füßen. Es tut gut, sich die Sonne auf Arme und Körper scheinen zu lassen, in den Himmel zu schauen und dabei tief durchzuatmen. Auf dem Rückweg halte ich nach Wildpflanzen Ausschau, mit denen ich morgen Mittag meinen Salat bereichern kann. Wenn ich wieder nach Hause komme, verstaue ich meinen Rucksack, putze meine Wanderschuhe und lasse dabei den Tag Revue passieren. Erfüllt durch die Gespräche und die Beobachtungen in der Natur beschließe ich, das Abendessen ausfallen zu lassen. Ins Bett gehe ich noch weit vor Mitternacht.

Gäbe es eine wissenschaftliche Methode, um die physiologischen und psychologischen Werte dieses Tages zu messen – die erzielten Messergebnisse würden vermutlich die Skala des Messgeräts sprengen. Denn all die Tätigkeiten, die ich in der Beschreibung des perfekten Tags aufgezählt habe, bringen einen von Wissenschaftlern ermittelten Nutzen fürs Wohlbefinden. Unzählige Beobachtungen, Studien und Untersuchungen belegen dies eindrucksvoll.

Und das Beste daran: All diese Tätigkeiten dieses perfekten Tages kosten nichts oder nur wenig (wenn man von den Ausrüstungsgegenständen absieht, die man dabei benutzt und wenn man davon ausgeht, dass man keine weiten Wege zurückgelegt hat, um zum Ausgangspunkt der Wanderung zu gelangen). Doch selbst wenn man in der Großstadt, weitab von den Bergen wohnt, wäre es möglich, einen derart perfekten Tag zu verbringen: Auch wenn man vor seiner Haustüre startet, kann man Wege in der Umgebung finden, die man noch nicht kennt und die durch erstaunliche Naturerlebnisse überraschen. Frankfurt etwa, der Ort, wo ich lebe, ist voll davon. Das Ufer des Mains ist mittlerweile ein hochattraktives Naherholungsgebiet geworden, in dem es zu jeder Jahreszeit viel Natur zu beobachten und sogar Wildpflanzen zu sammeln gibt.

Es lassen sich also nur schwer Gründe finden, keinen solchen perfekten Tag verbringen zu können. Und wenn wir es nur selten oder gar nicht tun, dann liegt es vermutlich daran, dass dafür in Hochglanzanzeigen kaum Werbung gemacht wird. Dinge, die nichts kosten, haben keine Lobby.

Die Freiheit, authentisch leben zu können

Dennoch eröffnen uns gerade die Dinge und Verhaltensweisen, die nichts kosten, ungeahnte Freiheiten – die Freiheit, einen ungeliebten Geld-Job zu quittieren. Die Freiheit, authentisch leben zu können, ohne auf die Konventionen der Konsumwelt allzuviel Rücksicht nehmen zu müssen. Schon seit Jahrzehnten faszinieren mich die Erkenntnisse, die mit den Dingen, die nichts kosten, aber so unendlich wirkungsvoll sind, zusammenhängen. Vor zehn Jahren hatte ich die Idee, ein solches Buch zu schreiben, aber der Verlag, dem ich es angeboten habe, hat damals abgewunken. Zu unsexy erschien dem Verlagslektor die Botschaft. Jetzt aber war für mich die Zeit reif, meine Recherchen endlich zusammenzustellen: Zum einen stieß ich permanent auf neue wissenschaftliche Ergebnisse, die meine These untermauern. Zum anderen merkte ich, dass mir das „Immer Mehr, Immer Schneller, Immer Weiter" unseres Lebensstils zunehmend Probleme bereitet. In einer Zeit, in der es manche Menschen auf Zehntausende von Twitter-Freunden bringen, bleibt Zwischen-menschliches zunehmend auf der Strecke. „Verloren unter 100 Freun-den – Wie wir in der digitalen Welt seelisch verkümmern" lautete ein Buchtitel, der mich wie so vieles dazu bewog, endlich das Gegenmanifest zum überbordenden Konsum von Waren und Kom-munikation zu schreiben.

Die Welt zu einem besseren Ort machen

Neu ist das alles natürlich nicht. Schon in der Antike setzten sich die Philosophen mit dem richtigen Lebensstil auseinander. In seiner „Philosophie der Freude" fasst Epikur eine seiner Erkenntnisse folgen-dermaßen zusammen: „Dank sei der gepriesenen Walterin Natur, dass sie das Notwendige leicht erreichbar schuf, das Schwererreich-bare aber als nicht notwendig!" Eine Einsicht, die auch in der heu-tigen Zeit immer noch Gültigkeit hat. Aber jede Generation muss ihre eigenen Erfahrungen machen. In unserer wissenschaftsgläubigen Welt haben Dinge, die man nicht beweisen kann, wenig Wert. Nun aber ist die Zeit da, wo wir nachweislich belegen können: Die besten Dinge kosten nichts. Man muss sie nur nutzen. Und vielleicht lässt sich dadurch die Welt auch insgesamt zu einem besseren Ort machen. Wer weiß?

Andrea Tichy

Sonne tanken

Gäbe es ein Medikament wie dieses, es würde als Wundermittel gepriesen: Vielen Krankheiten kann es vorbeugen helfen und vorsichtig verabreicht kann es jedermann nutzen. Die Rede ist von der Sonne. Schon wenige Minuten Sonne tanken sind effektiver als Vitamin-Tabletten.

Lebenselixier Sonne: Wohl kaum etwas vermag uns so sehr aus der Reserve zu locken, wie die Sonne. Das können wir in unseren sonnenarmen Breiten gut beobachten. Sobald sich ein Sonnenstrahl am Himmel zeigt, bevölkern sich schlagartig Straßencafés oder Biergärten. Selbst im Winter sitzen die Menschen in Decken gehüllt draußen und genießen jeden Sonnenstrahl. Legt der Frühling dann richtig los, haben alle plötzlich ein Lächeln auf dem Gesicht, sie kleiden sich in hellen Farben und schlecken ein Eis. Das Stimmungsbarometer steigt kollektiv mit jedem Sonnentag.

Ich spüre diesen Zusammenhang zwischen Sonnenlicht und Wohlbefinden immer am Ende der Schulferien, nachdem wir die Tage meist draußen verbracht haben: Dann fühle ich mich richtig fit (und auch schlanker). Ich merke es an meinen Bewegungen und meinem Gang, der schwungvoll und voller Energie ist. Das Leben fühlt sich dann gut an, gesund und fröhlich. Es ist kein Wunder, dass wir uns im Sommer draußen so wohl fühlen. Denn in der überwiegenden Zeit der Menschheitsgeschichte – rund 170 000 Generationen lang – hielten sich die Menschen als Jäger und Sammler, als Ackerbauern und Viehzüchter unter freiem Himmel auf. Das änderte sich mit der Erfindung der Glühbirne und der industriellen Revolution vor etwa 10 Generationen. Seither verbringen immer mehr Menschen den ganzen Tag in geschlossenen Räumen. Heute – im Computerzeitalter

Sonnengestählte Ureinwohner

Die ersten Weißen, die in Kontakt mit Indianern kamen, waren erstaunt über deren Widerstandskraft. Hautkrankheiten kamen bei ihnen nur ganz selten vor, auch verheilten Wunden erstaunlich schnell. „Ich habe auch nie einen Indianer mit schwachem oder ungesundem Haarschopf gesehen", schreibt der Chronist George Wharton James. Er führte die Widerstandsfähigkeit der Indianer auf ihr Leben unter freiem Himmel zurück, auf die alltäglichen Luft- und Sonnenbäder.

– leben und arbeiten moderne Zeitgenossen rund 22 von 24 Stunden in Häusern. Wenn sie dann noch mit öffentlichen Verkehrsmitteln oder dem Auto zur Arbeit fahren, reduziert sich die Zeit im Freien noch mehr. Mit fatalen Folgen für unsere Gesundheit.

Sonnenlicht setzt im Körper eine ganze Reihe gesundheitsfördernder Effekte in Gang: Es fördert die Durchblutung und den Muskelaufbau und macht körperlich fit. Nach Sonnenbädern sinkt hoher Blutdruck, bei Diabetikern geht der Blutzucker zurück, Stress-Situationen können besser bewältigt werden. Sonnenbaden bringt den Körper dazu, verstärkt das Glückshormon Serotonin auszuschütten; auch die Produktion des Anti-Aging-Hormons Melatonin und des Sexualhormons Testosteron wird durch Sonnenlicht angekurbelt. Wenn die Haut UVB-Strahlung ausgesetzt wird, bildet sie das für die Zellgesundheit notwendige Vitamin D. Bekommt der Körper zu wenig UVB-Strahlung, kann dies zu Vitamin D-Mangel und damit zu Anfälligkeit für Infektionen, Immunschwäche, Rachitis, Osteoporose oder Krebs führen. „Sonnenschein hilft, den andauernden Krieg der Menschheit gegen Krankheiten zu gewinnen", zieht der Mediziner Dr. Zane Kime das Fazit. Unsere Vorfahren waren klug und nutzten die Sonne zur Vorbeugung und Behandlung von Krankheiten, auch ohne wissenschaftliche Erklärungen.

Sonnenmangel bedeutet Stress

Studien der menschlichen DNA belegen, dass die Menschen in Zentralafrika entstanden, wo die tropische Sonne jeden Tag genug Ultraviolettes (UV)-Licht für die Synthese von Vitamin D über die Haut liefert. Der Mangel an Sonnenlicht in den Ländern Nordeuropas bedeutet Stress für die Menschen, deren Wiege in tropischen Regionen stand.

Von der Sonnenanbetung bis zur Heliotherapie

Das gesundheitsfördernde Potenzial der Sonne war den Menschen bereits vor Jahrtausenden bekannt und sie nutzten die Sonne intuitiv als Heilmittel: In seinem Buch „Sonnen ohne Schattenseiten" beschreibt der Autor Richard Hobday, wie die moderne Medizin aus der Sonnenanbetung entstand. So waren die ersten geschichtlich erwähnten Mediziner die Hohepriester eines ägyptischen Sonnenkults und die ältesten medizinischen Texte aus Ägypten empfehlen den Menschen, sich der Sonne auszusetzen. Oberste Gottheit im alten Ägypten war der Sonnengott Re und sein Symbol die Sonnenscheibe. Re galt als Schöpfer und Bewahrer allen Lebens.

Viele Kulturen verehrten die Sonne als Gottheit: von den Sumerern, Babyloniern, Phöniziern, Assyrern bis hin zu den Mayas und Inkas, aber auch im alten Indien, in China und Japan. Als Vater der Heliotherapie – der Sonnenbehandlung – gilt der griechische Geschichtsschreiber Herodot. Er empfahl Sonnenlicht bei vielen Krankheiten und zur Erhaltung der Gesundheit. Die Griechen nannten das Sich-Sonnen Heliosis, nach ihrem Sonnengott Helios und nahmen Sonnenbäder zur Körperhygiene. Viele antike Statuen und Reliefs zeigen: Die griechischen Athleten und Olympiakämpfer trainierten nackt. Zum Aufbau ihrer Muskeln und zur Verbesserung ihrer Ausdauer nahmen sie vor und nach dem Training Sonnenbäder.

Die Griechen ließen ihren Sonnenkult auch in die Architektur einfließen. Sie wussten intuitiv, dass zwischen Gesundheit und Bauwerken ein enger Zusammenhang besteht. Der berühmte Heiler Hippokrates empfahl die Ausrichtung von Häusern zur Morgensonne (was sich auch in der christlichen Kultur in der Ausrichtung der Kirchen wiederfindet). Bei den Römern hatte die Sonne einen so hohen Stellenwert, dass es im römischen Gesetz für römische Hausbesitzer sogar ein „Recht auf Sonne" gab: Jeder, der seinem Nachbarn den Zugang zur Sonne nahm, konnte verklagt werden. Nur das einfache Volk lebte in Rom in dicht bebauten und verschatteten Vierteln mit engen Gassen und sechsstöckigen Mietskasernen.

Die Fresken in Pompeji zeigen Menschen, die auf flachen Dächern ausgestreckt in der Sonne liegen. Der Geschichtsschreiber Plinius der Ältere empfahl das Sonnenbaden „als die beste aller selbst durchführbaren Maßnahmen". Er ließ sich ein Haus bauen, in dem er den ganzen Tag die Sonne nutzen konnte – auch im Winter. Er wanderte

> „Lethargische Menschen müssen ans Licht und den Sonnenstrahlen ausgesetzt werden, denn ihre Krankheit ist Trübsinn."
>
> *Areatus,*
> *einer der berühmtesten*
> *Ärzte im Altertum*

im Haus mit der Sonne und ließ seinen Schreibtisch der wandernden Sonne nachrücken.

Mit dem Niedergang des römischen Reiches sank die Sonne in der Gunst der Menschen und die Erkenntnisse der Heliotherapie gingen verloren. In Rom und in Griechenland war die Sonnenlichttherapie eng mit der Verehrung der Sonne verbunden. Die frühen Christen führten einen erbitterten Kampf gegen diesen heidnischen Sonnenkult und machten den 25. Dezember, der im römischen Mithraskult der unbesiegbaren Sonne geweiht war, zum Geburtstag von Jesus. Das Wissen um die Heilkraft der Sonne verschwand immer mehr aus dem kollektiven Unterbewusstsein und es begann im wahrsten Sinne des Wortes das dunkle Mittelalter.

Nur im Orient gab es noch Ärzte, die das antike Erbe pflegten und ihren Patienten Sonnenbäder verordneten. So empfahl Ibn Sina, genannt Avicenna – der berühmte Arzt, der im Roman „Der Medicus" beschrieben wird – Sonnenbaden bei Asthma und Ischiasschmerzen, bei Schwellungen, Wassersucht und Blähungen.

Die Wiederentdeckung der Heilkraft der Sonne

Im 18. Jahrhundert wurde die Heliotherapie schließlich wiederentdeckt. Der französische Philosoph Rousseau ließ sich davon inspirieren und empfahl seinen Zeitgenossen die Rückkehr zur Natur, frische Luft und Sonnenschein. Ähnliche Empfehlungen formulierte der deutsche Arzt Christoph Wilhelm Hufeland in seinem Weltbestseller „Die Kunst, das menschliche Leben zu verlängern".

Ein allgegenwärtiges Gesundheitsproblem im Industrie-Zeitalter war Rachitis. Sie zeigte sich durch Knochenverformungen, durch schlechte Zähne und erhöhte Anfälligkeit für Infektionskrankheiten.

„Die Augen dem direkten Sonnenlicht auszusetzen bringt dem Gehirn große Vorteile, denn so wird dort die Ausschüttung der lebenswichtigen Essenzen stimuliert."

Taoistischer Text

Unter dem Stichwort „Englische Krankheit" erlangten rachitische Erkrankungen nach 1800 traurige Berühmtheit. Mit der Industrialisierung wanderten viele Menschen in die Städte. Im Zuge dieser Landflucht verschlechterten sich die Lebensbedingungen in dem Maße, wie sich die Menschen in den Gettos der Städte zusammenballten. Den Zusammenhang zwischen mangelndem Sonnenlicht und rachitischen Erkrankungen entdeckte der britische Wissenschaftler T. A. Palm. Um 1890 studierte er Rachitis-Statistiken und stellte fest, dass dort, wo ein Überfluss an Sonnenlicht herrschte, Rachitis unbekannt war.

Ungefähr zur gleichen Zeit bemerkten zwei britische Wissenschaftler eher zufällig, dass Sonnenlicht auch Bakterien töten kann. Durch gezielte Experimente stellten Dr. Arthur Downes und Thomas Blunt diese Entdeckung auf eine wissenschaftliche Basis. Von dieser Zeit an wurde Sonnenlicht enthusiastisch als wirksames Mittel zur Bekämpfung von Infektionen untersucht, denn Infektionskrankheiten waren damals die häufigste Todesursache und andere Mittel zu deren Bekämpfung noch unbekannt.

1890 konnte der deutsche Arzt und Bakteriologe Robert Koch nachweisen, dass das Sonnenlicht Tuberkulose-Bakterien tötet. Die Wirkung des Sonnenlichts auf Tuberkulose beschäftigte auch den dänischen Arzt Niels Ryberg Finsen, er setzte Sonnenlicht als Heilmittel ein und untersuchte gleichzeitig wissenschaftlich diesen Zusammenhang. Das Wissen aus seinen Experimenten konnte er gegen zwei bis dahin unheilbare Krankheiten einsetzen: gegen Pocken und Hauttuberkulose. Für ihre Verdienste wurden Niels Ryberg Finsen und Robert Koch unabhängig voneinander mit dem Nobelpreis für Physiologie und Medizin ausgezeichnet. Finsen gründete in Kopenhagen ein „Lichtinstitut", in das Patienten aus der ganzen Welt kamen, um seine revolutionäre Lichttherapie auszuprobieren.

> Es gibt kaum einen Arzt in einer der großen Städte, der nicht beobachtet hat, dass Menschen, die in dunklen, stickigen Verhältnissen arbeiten und leben, keine Energie haben und an Rheumatismus und ähnlichen Krankheiten leiden. Dies trifft besonders auf Kinder zu. Sonnenlicht verschafft bei Skorbut und Rachitis große Erleichterung.
>
> *Cauvin,*
> *französischer Arzt*

Im Ersten Weltkrieg lernten die Feldärzte die Vorzüge der Heliotherapie zu schätzen. Schusswunden in Verbindung mit bakterienge-
tränktem Ackerland stellten für die behandelnden Ärzte eine besondere Herausforderung dar. Verschärft wurde die Situation durch den
desolaten Zustand der Soldaten, der ihre Widerstandskraft gegen
Infektionen schwächte. Ohne Antibiotika und nur mit den primi-
tivsten Desinfektionsmitteln ausgestattet, erwies sich Sonnenlicht
als geeignete Maßnahme, um Wunden zu reinigen und den Heilungs-
prozess zu beschleunigen. Der Schweizer Arzt Dr. Oskar Bernhard
wurde während des Ersten Weltkriegs sehr verehrt, da es ihm mit
Hilfe der Sonnenlichttherapie gelang, auch schwer verletzte Gliedma-
ßen zu retten. Sein Landsmann Dr. Auguste Rollier entwickelte die
Heliotherapie zum wirksamen und viel beachteten Verfahren bei
Tuberkulose.

Aufgrund der überzeugenden Ergebnisse nahm die Nutzung
von UV-Licht und Sonnenbädern zur Behandlung von infektiösen
Krankheiten bis in die 1930er Jahre ständig zu. Das änderte sich
schlagartig mit der Entdeckung des Penicillins 1938. Der Siegeszug
der Antibiotika begann und die Heliotherapie geriet immer mehr in
Vergessenheit. Inzwischen werden jedoch immer mehr Bakterien
gegen Antibiotika resistent. Infektionen, die man sich im Kranken-
haus holt, sind mittlerweile die vierthäufigste Todesursache (nach
Herzerkrankungen, Krebs und Schlaganfällen). Die verfügbaren Daten
weisen darauf hin, dass möglicherweise schon im nächsten Jahrzehnt
eine ernstzunehmende Resistenz gegen Antibiotika festzustellen
sein wird. Es ist zu vermuten, dass damit Therapieformen, die unsere
Widerstandsfähigkeit stärken, wieder mehr in den Mittelpunkt
rücken. Auch machen immer mehr wissenschaftliche Belege die Wirksamkeit der Sonnentherapie auch für kritische Ärzte nachvollziehbar.
In den letzten Jahrzehnten haben die Wissenschaftler viele biochemische Reaktionen des Körpers auf Sonnenlicht verstanden.

> Der Mensch wird blass, schlaff und apathisch, wenn man ihm das Licht entzieht, und verliert schließlich alle Lebensenergie – wie das traurige Beispiel von Menschen beweist, die man über längere Zeit in einen dunklen Kerker gesperrt hat.
>
> *Christoph Wilhelm Hufeland*

Die Gesundheitsrisiken von Vitamin D-Mangel

„Wo die Sonne nicht hinkommt, ist der Doktor nicht fern", formuliert der Volksmund den offensichtlichen Zusammenhang zwischen Sonnenlicht und Gesundheit. Ein wichtiger Grund dafür ist Vitamin D, das der Körper dann produziert, wenn die Haut (ungeschützt) UVB-Strahlung ausgesetzt wird. Der britische Wissenschafts-Journalist Oliver Gillie klagt: „Aus Panik vor Hautkrebs vermeiden wir Sonnenlicht und sterben nun zu Tausenden an Krankheiten, die mit Vitamin D-Mangel einhergehen."

„Rund 100 Krankheiten sind mit einem niedrigen Spiegel an Vitamin D verbunden", bestätigen Experten auf der kalifornischen Internet-Seite www.vitamindcouncil.org. Unter den dort aufgeführten Krankheiten finden sich Akne, Blutarmut, Alzheimer und Parkinson, Überreaktionen des Immunsystems, Autismus, Asthma und Bronchitis, Bluthochdruck, Depressionen, Diabetes, Herz-Kreislauf-Krankheiten, Infektionen wie etwa Aids, Karies und Parodontose, Knochenbrüche, Leukämie, Multiple Sklerose, Rachitis sowie 19 Arten von Krebs. Und tatsächlich beschäftigt derzeit kein anderes Vitamin die Wissenschaft so sehr wie Vitamin D, das eigentlich gar kein Vitamin, sondern eine Hormon-Vorstufe ist. Im Gegensatz zu einem echten Vitamin kann es der Körper selbst herstellen. Dafür braucht der Organismus Sonnenlicht. Das sogenannte „Sonnenhormon" wird in der Haut gebildet, von der Leber umgebaut, von der Niere aktiviert und an das Blut abgegeben.

Vitamin D ist im Körper an einer Vielzahl biologischer Abläufe beteiligt. Inzwischen weiß die Wissenschaft, dass Vitamin D nicht nur für den Knochen- und Kalzium-Stoffwechsel wichtig ist, sondern auch für die Regulation des Immunsystems und das Zellwachstum.

Sonne und Krebsrisiko

Forschungsergebnisse zeigen, dass die Anzahl der Krebsfälle auch davon abhängt, wie stark und oft in einer Region die Sonne scheint. In der Nähe des Äquators, wo die Sonne oft scheint, erkranken weniger Menschen an bestimmten Krebsarten als in sonnenarmen Gegenden. Darmkrebs, Brustkrebs, Prostatakrebs oder Eierstockkrebs treten dort seltener auf, wo die UV-Strahlung intensiver ist.

Vitamin D und die Knochen

Vitamin D ist ein wesentlicher Faktor bei der Regulierung des Calcium-Spiegels im Blut und beim Knochenaufbau. Ein Mangel führt mittelfristig bei Säuglingen und Kindern durch mangelhafte Verkalkung des Skeletts zu Rachitis sowie zu mangelhaftem Zahnaufbau; bei Erwachsenen durch Entkalkung zur Erkrankung des Knochenapparates, auch Osteomalazie genannt.

Die Symptome eines Vitamin D-Mangels

Ein Vitamin D-Mangel kann den ganzen Körper erfassen und hat unterschiedliche Erscheinungsformen. Zu den Beschwerden zählen Müdigkeit, verlangsamtes Denken, Depressionen, Muskelschwäche und -krämpfe, Schmerzen in den Knien und im Rücken, Schlafstörungen, Hautprobleme, erhöhte Anfälligkeit für Infekte und bakterielle Infektionen, Knochenbrüche, Überfunktion der Schilddrüse, Osteoporose und schmerzhafte Knochenerweichung.

Sonnenlicht: Hauptquelle fürs Vitamin D

Das Sonnenlicht ist für die Vitamin D-Versorgung des Körpers von zentraler Bedeutung: 80 bis 90 Prozent seiner Vitamin D-Versorgung produziert sich der Körper unter Sonneneinstrahlung selbst. Nur 10 bis 20 Prozent holt er sich aus der Nahrung. Diese Einschätzung teilen namhafte Wissenschaftler in einer Stellungnahme der Deutschen Gesellschaft für Ernährung (DGE) im Auftrag der Bundesregierung. Der Deutsche Bundestag wollte wissen, wie es um „Vitamin D und Prävention ausgewählter chronischer Krankheiten" bestellt ist. Die Wissenschaftler beschäftigten sich in ihrer Stellungnahme vor allem mit den gesundheitlichen Effekten der Einnahme von Vitamin D-Präparaten, es finden sich dort dennoch wertvolle Hinweise auf die Bedeutung des Sonne-Tankens für die Vitamin D-Versorgung. Darüber hinaus gibt es eine ganze Reihe interessanter Studien, die den direkten Effekt von Sonnenlicht auf die Vitamin D-Produktion bzw. auf die Gesundheit der Menschen untersuchen. Zu ausgewählten Krankheiten und Befindlichkeitsstörungen finden Sie im Anhang Quellenverweise auf die wissenschaftliche Sachlage in Bezug auf Sonnenlicht beziehungsweise Vitamin D.

Vitamin D aus Sonnenlicht

Die Hauptmenge an Vitamin D bildet der Körper in der Haut unter dem Einfluss des Sonnenlichts. Daher kann ein längerer täglicher Aufenthalt im Freien den Vitamin D-Spiegel anheben. Von Frühjahr bis in den Herbst steht die Sonne in einem günstigen Winkel, so dass genügend energiereiche UVB-Strahlen bis zur Erde durchdringen. Mit Hilfe des UVB-reichen Lichts kann der Körper den überwiegenden Teil seines Bedarfs an Vitamin D selbst herstellen, es in seinen Fettzellen speichern und in der dunklen Jahreszeit abrufen. – Wenn er es denn im Sommer in ausreichender Menge gebildet hat.

UV-Strahlung

Die Ultraviolette (UV)-Strahlung des Sonnenlichts wird in drei Bereiche unterteilt:

UVA-Strahlung ist vor allem für eine beschleunigte Hautalterung verantwortlich, denn sie schädigt Kollagen und Elastin und vermindert die Elastizität der Haut. Wird auch mit der Bildung von freien Radikalen und Krebs in Verbindung gebracht.

UVB-Strahlung gelangt teilweise in die Epidermis und löst dort den Bräunungsvorgang aus. Dabei entsteht in der Haut Melanin, das die Zellen vor Schäden durch UVB-Strahlen wie Sonnenbrand schützt. Das Spektrum der UVB-Strahlen regt in der Epidermis jedoch auch die Produktion von Vitamin D an.

UVC-Strahlung birgt potenziell die größte Gefahr für biologische Systeme, da sie stark mit Eiweißstoffen und damit mit dem Erbgut von Zellen wechselwirken kann. Bislang ging man davon aus, dass UVC-Strahlung vollständig von der Atmosphäre absorbiert wird, aber bei geschwächter Ozonschicht oder im Gebirge können UVC-Strahlen sehr wohl die Erde erreichen; im Gebirge kann sie sogar fast 99 Prozent des Energiewertes der UV-Strahlung ausmachen.

Vitamin D aus der Nahrung

Nur etwa 10 bis 20 Prozent des Vitamin D nimmt der Körper mit der Nahrung auf. Vor allem in fettem Fisch, Milch und Milchprodukten, Eiern und Pilzen ist Vitamin D in größeren Dosen enthalten.

Die Deutsche Gesellschaft für Ernährung empfiehlt eine Vitamin D-Zufuhr von täglich 5 Mikrogramm (µg) beziehungsweise 200 Internationale Einheiten (I.E.) für Kinder und jüngere Erwachsene, die doppelte Menge für Säuglinge und Senioren.

Sonnenbaden gegen Knochenbrüche

Laut Richtlinie des Dachverbandes Osteologie (DVO) wird zur generellen Vorbeugung gegen Osteoporose und Knochenbrüche eine 30-minütige tägliche Sonnenexposition von Gesicht und Armen empfohlen. Gelingt das nicht, sollte eine Ergänzung mit 800 bis 2 000 I.E. Vitamin D pro Tag erfolgen.

Von Ärzten und Wissenschaftlern oft nicht zur Kenntnis genommen

Die vielen Erkenntnisse in Hinblick auf das gesundheitliche Potenzial von Sonnenbaden beziehungsweise Vitamin D werden von vielen Ärzten und Wissenschaftlern leider (noch) nicht zur Kenntnis genommen. „Im nächsten Jahrzehnt könnte Vitamin D als Wundermittel wiederentdeckt werden", prognostiziert der britische Wissenschaftsautor Oliver Gillie, der sich in seinem sonnenarmen Heimatland fürs Sonne-Tanken engagiert. Denn bewusstes Sonnen könnte den Gesundheitssystemen weltweit eine Menge Geld sparen. So werden in den USA die Kosten für Krankheiten, die mit Vitamin D-Mangel zusammenhängen, jährlich auf rund 50 Milliarden Dollar geschätzt. Auch in Deutschland ließen sich durch die sonneninduzierte Vitamin D-Produktion riesige Summen einsparen. Beispiel Knochenbrüche: Die Verletzungskosten aufgrund von Stürzen belaufen sich jährlich schätzungsweise auf Summen zwischen 2,1 und 3,8 Milliarden Euro. Ein nicht unbeträchtlicher Teil dieser Kosten ließe sich vermutlich über eine ausreichende Vitamin D-Versorgung einsparen. Mit zunehmendem Alter steigt das Risiko, sich bei einem Sturz die Knochen zu brechen – und gerade bei dieser Bevölkerungsgruppe ist die Versorgungslücke an Vitamin D wesentlich ausgeprägter als beim Durchschnitt der Bevölkerung. Kranke oder bewegungseingeschränkte Menschen gehen nur selten oder gar nicht in die Sonne. Dabei könnte gerade auch alten und kranken Menschen moderates Sonnenbaden gut tun und ihnen helfen, ihre Vitamin D-Depots aufzufüllen.

Wie viel Vitamin D braucht unser Körper?

„Wenn eine optimale Dosis an Vitamin D während des Lebens eingehalten wird, dann könnten viele tragische Krankheiten, die derzeit Leben zerstören, verhindert werden", schreibt der britische Wissenschafts-Journalist Oliver Gillie. Doch was ist die optimale Dosis? Wissenschaftler stellten folgende Überlegung an: Wenn die Wiege der Menschheit in der Nähe des Äquators stand, dann müsste der Vitamin D-Spiegel der Menschen, die dort immer noch leben, Auskunft über dessen „normale" Höhe geben. In einer Studie wurde der Vitamin D-Spiegel der Masai und Hadzabe in Tansania untersucht. Sie hatten sehr dunkle Haut, waren moderat bekleidet, verbrachten den größten Teil des Tages draußen, vermieden aber, wenn immer möglich, die pralle Sonne. Der durchschnittliche Vitamin D-Spiegel der Masai lag bei 48 ng/ml und der Wert der Hadzabe bei 44 ng/ml. Diese Ergebnisse liefern den Hinweis, dass der für die menschliche Gesundheit optimale Vitamin D-Spiegel zwischen 40-50 ng/ml liegen könnte. Dieses Ergebnis deckt sich mit anderen Beobachtungs-Studien, die sich mit dem Zusammenhang zwischen Vitamin D-Spiegel und der Entwicklung von Krankheiten beschäftigten.

Derzeit gilt in Deutschland ein Vitamin D-Spiegel ab 20 ng (bis 60 ng) als normal. Die Erkenntnis, dass zur Aufrechterhaltung eines

Vitamin D-Spiegel: So wird gemessen

Zur Bestimmung des Vitamin D-Spiegels benötigt man eine Blutuntersuchung. Dazu misst man in speziellen Labors die Speicherform des Vitamin D, das 25-Hydroxy-Vitamin-D, abgekürzt 25-OH-D oder einfach 25-D. Diese Speicherform bleibt etwa drei Wochen im Körper stabil und gibt so am zuverlässigsten ein Bild der Vitamin D-Versorgung während der letzten Monate wieder. Das Ergebnis wird in Nanogramm pro Milliliter (ng/ml) oder in Nanomol pro Liter (nmol/l) angegeben. Weil mal die eine, mal die andere Maßeinheit verwendet wird, sollte man unbedingt die Umrechnungsformel beachten.

Umrechnungsformel: Wer seinen Befund von Nanomol in Nanogramm umrechnen möchte, muss durch 2,5 teilen.
Beispiel: 50 nmol/l 25 D : 2,5 = 20 ng/ml 25 D

optimalen Gesundheitszustands der Vitamin D-Spiegel über 30-40 ng/ml liegen sollte, beginnt sich aber immer mehr durchzusetzen.

Vitamin D: Wie sieht es in Deutschland aus?

„Deutschland ist Vitamin D-Mangel-Land", sagt Prof. Jörg Reichrath, Professor für Dermatologie an der Universität des Saarlandes. Laut einer Studie aus dem Jahr 2008 weisen in Deutschland 57 Prozent der untersuchten Männer zwischen 18 und 79 Jahren und 58 Prozent der Frauen einen Vitamin D-Mangel auf (weniger als 20 ng/ml). Ein schwerer Mangel tritt vor allem im Winter auf. Verschiedene, deutschlandweite Studien des Robert Koch-Instituts geben erste Hinweise auf den Zusammenhang von Alter, Lebensgewohnheiten und Vitamin D Versorgung: Im Winter hatten 31 Prozent der älteren Frauen zwischen 65 und 79 Jahren einen schweren Mangel an Vitamin D; im Sommer waren es nur 23 Prozent. Bei männlichen Jugendlichen mit Migrationshintergrund fällt die Schwankung zwischen Winter und Sommer sogar noch stärker aus: In dieser Gruppe hatten 51 Prozent im Winter einen schweren Mangel; im Sommer waren es nur 15 Prozent.

Detlef Moka, Vorsitzender des Berufsverbands Deutscher Nuklearmediziner (BDN), führte nach dem sonnenlosen Winter 2012/2013 in seiner nuklearmedizinischen Praxis in Essen eine Studie mit 2500 Patienten durch. Demnach hatten 35 Prozent seiner deutschstämmigen Patienten einen schweren Vitamin D-Mangel. Bei Patienten mit Migrationshintergrund betrug dieser Anteil sogar 65 Prozent – „vermutlich, weil sie Sonnenlicht durch verhüllende Kleidung stärker meiden", so Moka. Diese Zahlen gehen in die gleiche Richtung wie die Studien des Robert Koch-Instituts.

Auch die Nationale Verzehrsstudie II im Auftrag des damaligen Bundesministeriums für Ernährung, Landwirtschaft und Verbraucherschutz kommt zu dem Schluss, dass die Versorgung mit Vitamin D in

---

Vitamin D-Mangel

Vitamin D-Spiegel werden von den Labors derzeit in drei Kategorien eingestuft:

Schwerer Mangel: weniger als 10 ng/ml

Leichter Mangel: zwischen 10 und 20 ng/ml

Normaler Vitamin D-Spiegel: zwischen 20 und 60 ng/ml

Deutschland unzureichend ist. „Der Mangel an Vitamin D stellt ein gravierendes Gesundheitsproblem auch für unsere Gesellschaft dar", so wertet Prof. Jörg Reichrath die Situation in Deutschland.

UVB-Strahlung und Vitamin D

In den meisten Fällen resultiert ein Mangel an Vitamin D aus einer unzureichenden Synthese in der Haut. Die Ursachen liegen vor allem im Lebensstil begründet. Die meisten Menschen verbringen den Tag größtenteils in geschlossenen Räumen. Auch wenn sie am sonnigen Fenster sitzen: Glas lässt nur einen geringen Prozentsatz der für die Synthese wichtigen UVB-Strahlen passieren. Dazu kommt die geringe UVB-Strahlungsintensität in nördlichen Breiten während der Wintermonate. Von November bis einschließlich Februar geht die Vitamin D-Produktion auf nahezu Null. Vitamin D wird in einem nennenswertem Umfang durch Sonnenbestrahlung erst dann erzeugt, wenn die Sonne zu 45 Grad oder mehr über dem Horizont steht. In Nordamerika und Europa ist dies im Sommer zwischen 11 Uhr mittags und 3 Uhr nachmittags der Fall. Am frühen Morgen und am späten Nachmittag können Menschen mit heller Haut zwar bräunen, aber kaum Vitamin D aus Sonnenlicht erzeugen. Und im Winter bekommt kaum einer Vitamin D über die Sonne, denn in Deutschland wird etwa sechs Monate lang ein UV-Index von 3 (mittlere Bestrahlungsstärke) unterschritten, was für eine nennenswerte Vitamin D-Synthese zu wenig ist. Zum Vergleich: Am Äquator beträgt der UV-Index bei unbedecktem Himmel auf Meereshöhe etwa 12, in Deutschland im Sommer bis zu 8.

Im Sommer genügt auch in Deutschland eine kurze und begrenzte Sonnenlichtexposition, um eine ausreichende Vitamin D-Synthese zu erzielen. Sonnenbaden, das eine gerade sichtbare Hautrötung hervorruft, entspricht nach Experten-Schätzungen in etwa der Einnahme von 250 bis 635 Mikrogramm Vitamin D (10 000 bis 25 000 IE). Das ist mehr als 12-mal so viel, wie die Deutsche

**Die Stärke der
UVB-Strahlung**

Die Stärke der UVB-Strah-
lung hängt auch von der
Umgebung ab. Frischer
Schnee reflektiert bis zu
85 Prozent der UVB-
Strahlung, Altschnee
etwa 50 Prozent. Deshalb
reagiert die Haut beim
Skifahren auch so schnell
auf die Sonne und das
ist der Grund, warum
man in dieser Extremsi-
tuation die Haut durch-
aus mit Sonnencreme
schützen sollte. Trocke-
ner, weißer Sand übri-
gens reflektiert etwa
17 Prozent der UVB-
Strahlung, nasser Sand
rund 9 Prozent.

Der UV-Index

Der UV-Index (UVI) ist international einheitlich festgelegt. Er
beschreibt den am Boden erwarteten Tagesspitzenwert der sonnen-
brandwirksamen UV-Strahlung. Der UVI hängt vor allem vom Sonnen-
stand ab; er ändert sich daher am stärksten mit der Jahreszeit und der
geografischen Breite. Die Gesamtozonkonzentration in der Atmosphäre,
die Luftverschmutzung, die Bewölkung und die Höhenlage eines Ortes
spielen ebenfalls eine Rolle. Leichte Bewölkung verringert den UVI
kaum. Dagegen kann sich der UVI bei besonderen Bewölkungssituati-
onen durch zusätzliche Streustrahlung gegenüber dem UVI bei klarem
Himmel sogar erhöhen.

0 - 2	niedrig
3 - 5	mittel
6 - 7	hoch
8 und höher	sehr hoch

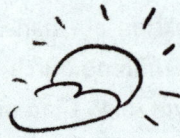

Gesellschaft für Ernährung für die Zufuhr über Vitamin D-Tabletten
für ältere Menschen empfiehlt (20 Mikrogramm oder 800 IE). Sonnenbaden ist also höchst effektiv und lässt sich in seiner Wirksamkeit
über das Schlucken von Vitamin D-Tabletten nur schwer ausgleichen.

Vitamin D und Sonnenbrand

„Es gibt keine Vitamin D-Synthese ohne DNA-Schädigung in der
Haut", bringt Dr. Rüdiger Greinert, Leiter der Abteilung Molekulare
Zellbiologie am Dermatologischen Zentrum Buxtehude, das Dilem-
ma auf den Punkt. Denn die UV-Spektren, die zur Vorstufe des Vitamin D führen, aber auch zu Sonnenbrand, Bräunung oder sogar Hautkrebs überlappen nahezu. Und so lässt die Angst vor Hautkrebs viele
Menschen vor dem Vitamin D-förderlichen Sonnenbaden zurück-

schrecken. Zumal viele Aufklärungs-Kampagnen in den letzten Jahrzehnten darauf abzielten, den Körper und das Gesicht durch Kleidung und Sunblocker völlig von UV-Strahlung abzuschotten. Der englische Wissenschaftsautor Oliver Gillie schimpft: Die australische Kampagne „Slip! Slop! Slap! Wrap! – Cremt euch ein, zieht euch gut an, setzt Brille und Sonnenhut auf – die in den 1980ern in Australien zu einem völlig anderen Umgang mit der Sonne sorgte, habe den Umgang mit der Sonne auch im nördlichen Europa drastisch verändert.

Während intensiver Sonnenschutz der hellhäutigen Menschen im sonnenreichen Australien durchaus Sinn macht, ist die Situation in Mittel- und Nordeuropa aber eine völlig andere. Hier genügt es auch im Sommer nicht, nur Hände und Gesicht in die Sonne zu halten, um ausreichend UVB-Strahlung abzubekommen. Ausgelöst wurden diese Kampagnen durch das Ozonloch, das in den 1990er Jahren in manchen Regionen wie Australien die haut-, augen- und erbgutschädigende UV-Strahlung deutlich ansteigen ließ. Und es ist wahr: Auch in Deutschland ist die Ozonschicht geringer geworden. So ist beispielsweise in Bayern der Ozongehalt in den letzten 40 Jahren um etwa zehn Prozent gesunken, während die ultraviolette Strahlung durchschnittlich um etwa 15 Prozent stärker wurde. Sehr niedrige Ozonwerte, wie sie in den 1990er Jahren in unseren Breiten gemessen wurden, sind laut Aussage des Bayerischen Landesamts für Umwelt jedoch selten geworden. Der größte Anstieg der Strahlung erfolgt regelmäßig im Frühjahr, also gerade in der Jahreszeit, in der Menschen und Pflanzen sonnenungewohnt und damit besonders UV-empfindlich sind. Es ist also wichtig, die Haut durch regelmäßiges, kurzes Sonnenbaden im Frühjahr an die Sonne zu gewöhnen. Von exzessivem Sonnenbaden raten alle Experten ab.

Sonne tanken: nicht länger als 30 Minuten

In seinem Buch „Sonnenlicht – das größte Gesundheitsgeheimnis" rät der Autor Thomas Klein: Möglichst große Hautflächen der Sonne

Das Hautkrebs-Risiko in Deutschland

Intensiveres Sonnen wird in den letzten Jahren unmittelbar mit Hautkrebs in Verbindung gebracht. Am gefährlichen schwarzen Hautkrebs erkranken in Deutschland jährlich rund 24 000 Personen, aber die Ursache von schwarzem Hautkrebs ist nicht ganz klar. Unregelmäßiges und exzessives Sonnenbaden – etwa im Urlaub – scheint das Risiko zu erhöhen. Regelmäßiges und moderates Sonne-Tanken scheint vor Hautkrebs zu schützen. Es sieht so aus, dass Vitamin D vor schwarzem Hautkrebs schützt.

aussetzen. Regelmäßiges Sonnenbaden, besser oft und maßvoll, als selten und lange. Im Frühjahr und Herbst jeden Sonnenstrahl nutzen. Selbst kurze Sonnenbäder sind von Nutzen. So kann Sonnen im Körper eine ganze Reihe gesundheitsfördernder Effekte in Gang setzen: Es fördert die Durchblutung und den Muskelaufbau und bringt den Körper dazu, verstärkt das Glückshormon Serotonin auszuschütten; auch die Produktion des Anti-Aging-Hormons Melatonin und des Sexualhormons Testosteron wird durch Sonnenlicht angekurbelt. Dieser Wirkmechanismus erklärt, warum im Frühjahr mit zunehmender Sonneneinstrahlung das Liebesbarometer zu steigen beginnt: Sonne und Liebe hängen zusammen! Vitamin D bildet der Körper hingegen vor allem im Hochsommer zur Mittagszeit. Die Haut sollte dabei nackt und ohne Sonnencreme der Strahlung ausgesetzt werden. Denn Sonnencreme bremst die Vitamin D-Produktion. So können Sonnenschutzmittel mit Lichtschutzfaktor 15 die Bildung von Vitamin D um bis zu 99,5 Prozent reduzieren. Und Tagescremes mit Lichtschutzfaktor 8 verringern die Vitamin D-Produktion um 95 Prozent.

Die Apotheker Burkhard Sieper und Michael Eisenmann empfehlen in ihrem Ratgeber „Fit in die Kiste" möglichst keinen Sonnenschutz zu verwenden, sondern einen körpereigenen Sonnenschutz aufzubauen. Denn die Haut selbst schützt sich vor intensiver Sonneneinstrahlung durch Einlagerung von Melanin in die oberen Hautschichten und durch Verdickung der Hornhaut. Hellhäutige Europäer können durch regelmäßiges und richtig dosiertes Sonnenbaden nach drei bis vier Wochen einen hauteigenen Lichtschutzfaktor von 40 erreichen. Neben der Bräunung und Verdickung der Hornhaut wird die Haut zudem auch durch die vom Körper produzierte Urocaninsäure geschützt.

Die Länge des zu empfehlenden Sonnenbads ist dabei von Mensch zu Mensch unterschiedlich und hängt ab vom Ort, von der

Tages- und Jahreszeit. Ein junger Mensch kann wesentlich mehr und schneller Vitamin D über die Haut bilden als ein älterer. Eine blasse Haut bildet in der Sonne Vitamin D sechsmal schneller als eine dunkle Haut.

In der Mittagssonne ist das Sonne-Tanken im Hinblick auf die UVB-Produktion effektiver als in den Morgen- oder Abendstunden. Nach maximal 30 Minuten hat die Haut aber genug UVB-Strahlen für die Vitamin D-Produktion aufgenommen. Der Körper stoppt dann Umwandlung und Einlagerung. Es lohnt sich also nicht, das Risiko eines Sonnenbrandes und damit erhöhtes Hautkrebsrisiko einzugehen. Es geht nicht darum, in der Sonne zu braten, es geht darum, die Heilkraft der Sonne bewusst zu nutzen. Sonne ist eben wie ein Medikament, bei dem es auf die Dosis ankommt.

Die Sonne als Taktgeber

Wenn meine Sonnenbräune verblasst, sinkt oft auch meine Stimmung. Der Sonnenmangel macht sich nicht nur an meinem Aussehen, sondern auch in meiner Laune bemerkbar. So wie mir geht es in der dunkler werdenden Jahreszeit übrigens vielen Menschen – bis hin zur Winterdepression. Rund eine Million Bundesbürger sollen im Winter unter einer saisonal abhängigen Depression (SAD) aufgrund von Lichtmangel leiden, die sich durch Stimmungsschwankungen und Antriebslosigkeit zeigt. Doch Sonnenmangel macht den Menschen nicht nur im Winter zu schaffen. Gerade in modernen Industriegesellschaften verbringen wir einen verschwindend geringen Teil des Tages draußen. Wir fahren mit dem Auto oder öffentlichen Verkehrsmitteln zur Arbeit und wieder nach Haus, und verbringen den Rest des Tages erschöpft auf der Couch und vor dem Fernseher So bekommen wir selbst in den Sommermonaten zu wenig lebensnotwendigen Sonnenschein ab. Und das ist nicht gut.

Das Überleben der Blassen

In der afrikanischen Wiege der Menschheit herrschte an Sonnenlicht kein Mangel.

Als die Menschen vor 50 000 Jahren in Richtung Norden vordrangen, veränderte sich die Sonneneinstrahlung und damit zunehmend auch ihr Aussehen: Sie wurden immer hellhäutiger, denn mit blasserer Haut gelang es ihnen besser, körpereigenes Vitamin D herzustellen.

Menschen mit stärker pigmentierter Haut hingegen benötigen höhere Dosen an UVB-Strahlung, um ausreichende Mengen an Vitamin D zu produzieren.

Sonne – zehn Regeln für die richtige Dosierung

Regel 1: Spüren Sie genau hin

Jeder von uns reagiert anders auf die Sonne – abhängig von Alter und Hauttyp, Krankheitsge-
schichte und Standort, wo wir uns sonnen. Menschen mit sehr dunkler Haut vertragen und brauchen sehr viel mehr Sonne, um dieselbe Menge Vitamin D herzustellen wie Menschen mit heller
Haut.

Regel 2: Sonne ist wie ein Medikament

Wenn Sie von der Sonne profitieren möchten, behandeln Sie diese einfach so wie ein Arzneimittel
und gehen Sie genauso sorgfältig mit ihr um. Überprüfen Sie, ob Sie ein Medikament einneh-
men, das sich nicht mit der Sonne verträgt. Vor allem Antibiotika sowie manche Medikamente
zur Behandlung von Diabetes, Bluthochdruck, Rheuma oder psychischen Erkrankungen können
nach Erfahrung des Kölner Dermatologen Dr. Johannes Gutwald dazu führen, dass die Haut
gegen UV-Licht besonders empfindlich wird. Die Auswirkungen reichen von leichter Hautrötung
über Ausschlag mit Bläschen und Quaddeln bis hin zu heftigem Sonnenbrand.

Regel 3: Sonnen ist kein Sport

Sonnenbaden ist keine Freizeitaktivität, bei der es darum geht, möglichst viel Ausdauer zu zeigen. Wenig und regelmäßig ist auch hier mehr!

Regel 4: Im Frühjahr damit anfangen

Gehen Sie früh im Jahr ins Freie und bereiten Sie Ihre Haut gezielt auf die UV-Strahlung vor.
Beachten Sie dabei, dass die Haut durch den Winter ans Sonnenbaden nicht mehr gewöhnt ist
und auf die UV-Strahlung besonders sensibel reagiert.

Regel 5: Aufhören, wenn's am schönsten ist

Die Versuchung, ein Sonnenbad zu übertreiben ist groß – vor allem, wenn wir gerade an unserem
Urlaubsziel angekommen sind. Verlassen Sie die Sonne, bevor Sie merken, dass Sie genug haben.
Fühlt sich die Haut heiß an, dann hätten Sie bereits früher aufhören müssen.

Regel 6: Cool bleiben

Vermeiden Sie die Hitze des Tages und wählen Sie für Ihr Sonnenbad eine möglichst kühle Umgebung, also nicht an sonnenbeschienenen Mauern, die UV-Strahlung reflektieren.

Regel 7: Füße zuerst

Wenn Sie sehr lichtempfindlich sind, sollten Sie beim Sonnenbaden mit Ihren Füßen beginnen. Genauso haben Ärzte an den Tuberkulose-Kliniken und Militärhospitälern Sonnen-Therapie eingesetzt. Es war die einfachste und sicherste Methode, um die Patienten an die Sonne zu gewöhnen. Der Kopf soll beim Aufenthalt im Freien immer bedeckt bleiben. Tragen Sie einen breitkrempigen Hut, damit die dünne, empfindliche Haut von Gesicht und Schultern geschützt ist.

Regel 8: Meiden Sie Wind

Lassen Sie sich von Luftzirkulation auf der Haut oder leichter Bewölkung nicht täuschen: Beim Segeln oder Skifahren lässt der Fahrtwind die UV-Strahlung schwächer empfinden, als sie tatsächlich ist.

Regel 9: Verwenden Sie nur natürliche Cremes

Sonnencremes sind kein Freibrief für ungebremste Sonnenanbeterei. Zu meiden sind Sonnenmittel mit chemischem Lichtschutz. Schon einige Male mussten chemische Lichtschutzfilter vom Markt genommen werden, weil sie sich als krebserregend erwiesen haben. Verwenden Sie natürliche Sonnenpflegeprodukte mit naturbelassenen Ölen. Diese Produkte spornen die Haut dazu an, körpereigene Lichtschutzfunktionen in Gang zu bringen. Mehr zu natürlichem Sonnenschutz finden Sie im Beitrag „Sonne – Freundin oder Feindin" unter www.quell-online.de

Regel 10: Sonnenschutz von innen

Der Naturfarbstoff Karotin ist sozusagen das biologische Sonnenschutzmittel von Obst und Gemüse. Es befähigt viele Pflanzen dazu, intensive Sonnenstrahlung nahezu schadlos zu überstehen. Karotin ist reichlich in dunkelgrünen Blättern und Gemüse enthalten, in orangefarbenen Früchten wie Mangos, Aprikosen, Papayas, Hagebutten und Kürbis. Auch Karotten verfügen über viel Karotin. Zwar schützt Karotin nicht direkt vor UV-Strahlung, kompensiert als Radikal-Fänger jedoch die Strahlenwirkung und verbessert die Reparaturmechanismen der Haut. Setzen Sie möglichst viel Salat, Obst und Gemüse auf den Speiseplan.

Sonne tanken: Am besten ohne Brille

Schon als Kind haben wir gelernt, nicht in die Sonne zu schauen, da die Augen sonst Schaden nehmen könnten. Trotzdem raten einige Forscher, das Auge dem ganzen Sonnenlichtspektrum auszusetzen.

Sonnenbrillen filtern UV-Strahlung heraus und verhindern, dass das ganze Spektrum des natürlichen Lichts auf die Netzhaut gelangt. Deshalb ist es einen Versuch wert, die Sonnenbrille hin und wieder abzusetzen oder sogar ganz darauf zu verzichten.

Die Gebäude, in denen wir uns häufig aufhalten, zwingen uns dazu, losgelöst von der Jahres- und Tageszeit zu leben. Nur wenige Büros, Fabriken und Einkaufszentren lassen genug Tageslicht ins Innere. Immer mehr Menschen leben auch tagsüber in künstlicher Dunkelheit. Denn eine künstliche Raumbeleuchtung bringt es nur auf einen Bruchteil der Stärke des Lichts unter freiem Himmel. Elektrisches Licht in Gebäuden liefert zwischen 50 und 500 Lux, die Sonne hingegen bringt es um die Mittagszeit auf 100 000 Lux. Selbst an einem bedeckten Wintertag ist in unseren Breiten eine Lichtstärke von 3 500 Lux messbar. „Natürliches, weißes Sonnenlicht ist die Art von Licht, unter dem wir arbeiten und spielen sollten", schreibt der Mediziner Dr. Zane Kime.

Der Tages- und Nachtrhythmus der Sonne reguliert viele wichtige hormonelle und biochemische Körperabläufe. Er ist unser äußerer Zeitmesser und sorgt dafür, dass unsere innere Uhr richtig tickt. Die 24 Stunden unseres Tages teilen sich in Zeiten des Lichts und der Dunkelheit auf. Ohne diese Hinweise kommt der Rhythmus des Körpers aus dem Takt. Diese Dualität von Licht und Dunkelheit spielt für die Produktion unserer Hormone eine wichtige Rolle. Wenn dieser Takt verändert wird, dann hat das Auswirkungen auf deren Balance. Sonnenlicht beeinflusst das hormonelle Gleichgewicht auf zwei Arten: Hormone werden bei Sonnenlicht zum einen direkt in der Haut produziert (beispielsweise Sexualhormone oder Vitamin D). Zum anderen spielt das Auge eine wichtige Rolle: Wenn Licht ins Auge gelangt und die Netzhaut stimuliert, laufen Nervenimpulse zu einer Drüse im Gehirn, dem Hypothalamus. Er schüttet Serotonin aus, ein Hormon, das unsere Stimmungen, unseren Schlafrhythmus, die Körpertemperatur, Verdauung und unsere Libido maßgeblich steuert. Eine niedrige Serotonin-Konzentration geht mit Angstzuständen und Depressionen einher. Zu den Aufgaben von Serotonin gehört auch, die Ausschüttung von Melatonin zu hemmen. Wenn es dunkel wird, geht die Serotonin-Produktion zurück und die Zirbeldrüse beginnt, Melatonin in den Blutstrom auszuschütten. Melatonin fördert den Schlaf, indem es die Gehirnaktivität reduziert.

Sonnenlicht hat also auf den ganzen Körper des Menschen wichtige positive Einflüsse. Der Wissenschaftler Dr. Fritz Hollwich zieht aus seinen Forschungsarbeiten den Schluss: „Natürliches Licht ist für den Menschen ein Lebenselement wie Wasser und Luft. Als solches sollte es den Menschen täglich möglichst viele Stunden begleiten, je nachdem, wie die Jahreszeit dies gestattet."

Park statt Fitness-Studios

Auch in Fitness-Studios herrscht in der Regel künstliche Beleuchtung. Das ist einer von mehreren Gründen, warum es besser ist, Sport im Freien zu treiben. Wissenschaftliche Untersuchungen zeigen, dass sportliche Aktivitäten bei Sonnenlicht effektiver sind als in Studio oder Sporthalle. „Sonnenlicht und sportliches Training ist besser als sportliches Training allein", schreibt der Mediziner Dr. Kime in seinem Buch „Sonnenlicht und Gesundheit". Er zitiert dabei eine Untersuchung an Studenten der Universität von Illinois. Die eine Hälfte der Studenten eines Sportkurses wurde dabei UV-Licht ausgesetzt, die andere nicht. Das Experiment ging über zehn Wochen und am Ende des Tests hatte die Gruppe, die eine ultraviolette Bestrahlung erhalten hatte, ihre körperliche Leistungsfähigkeit in einem Standardtest um rund 20 Prozent erhöht, während die Gruppe, die keine Bestrahlung erhalten hatte, ihre Leistungsfähigkeit nur um ein Prozent gesteigert hatte. Dazu kam: Die UV-Licht-Gruppe hatte nur halb so viele Erkältungen und ihr Blutdruck zeigte eine deutliche Senkung.

Das ist eine gute Nachricht für alle, die effektiv trainieren und dabei Geld sparen möchten. Denn Sonne scheint für uns alle zum Nulltarif. Wir müssen uns nur aufraffen und vor die Tür gehen.

**Augen:
Einlass-Pforten fürs
Sonnenlicht**

Die Augen sind äußerst komplexe Organe. So wie eine Fotolinse ist das menschliche Auge dazu in der Lage, das Spektrum des Sonnenlichts in die verschiedenen Farbspektren aufzuspalten.
Die verschiedenen Lichtspektren werden in der Epiphyse des Gehirns chemisch verschlüsselt und an die Organe und Systeme des Körpers weitergegeben. „Lichtmangel in einigen Organen und Systemen des Körpers kann zu Krankheiten führen", ist der Autor und Heilpraktiker Andreas Moritz überzeugt.

Zu Fuß gehen

Der Mensch ist auf Bewegung hin ausgelegt und wenn er die nicht bekommt, dann fühlt er sich schlecht und wird auf lange Sicht krank. Zu Fuß gehen ist die einfachste Form, um auf das notwendige Bewegungs-Pensum zu kommen. 30 Minuten extra täglich genügen.

Wanderlust: Während ich dieses Kapitel schreibe, packt mich ein unbändiger Drang, meinen Rucksack und meine Wanderstiefel zu packen und in den nahe gelegenen Taunus zu fahren. Der Altkönig ist dort mein Lieblingsberg. Die keltischen Ringwälle rund um den weitläufigen Gipfel geben dem Berg etwas Mystisches. Wenn man dann mittags oben in der Sonne liegt – dort wo sich früher die Kelten vor Feinden zurückzogen – und den Blick über das Maintal zu den Wolkenkratzern von Frankfurt schweifen lässt, dann treffen sich Tausende von Jahren Siedlungsgeschichte: Archaik vereint mit Architektur.

Schon als Kind bin ich gerne gewandert. Meine Eltern nahmen mich mit in die Chiemgauer Berge und ich lernte so, Ausdauer und damit auch ein gewisses Durchhaltevermögen für alle Lebenslagen zu trainieren. Im Schweiz-Urlaub wanderten wir einmal zu den Quellen des Inns. Es war eine lange Tour, aber kurzweilig. In meiner Begeisterung wählte ich dieses Thema für den obligatorischen Schulaufsatz über mein schönstes Ferienerlebnis. Ich brachte 13 Seiten zu Papier – und gerne hätte ich den Aufsatz der Klasse vorgelesen. Leider wurde mein Lehrer vor seiner Länge gewarnt und ließ sich von meinem Schreibfluss abschrecken. Ich war frustriert.

Zu Fuß gehen inspiriert Literaten

Schon immer war die Bewegung in der Natur für Schriftsteller eine Quelle der Inspiration. Berühmt sind die „Wanderungen durch die Mark Brandenburg" von Theodor Fontane. In fünf Bänden beschrieb der Dichter seine ausgiebigen Streifzüge durch diese Landschaft. Erst kürzlich hat die englische Autorin Rachel Joyce mit ihrem Roman „Die unwahrscheinliche Pilgerreise des Harold Fry" die weltweiten Bestseller-Listen gestürmt. Eine der heitersten Stellen in Erich Kästners Kinderbuch „Das doppelte Lottchen" ist die Passage, in der Lotte mit ihrer überarbeiteten und überanstrengten Mutter an der Zugspitze wandern geht. „Das wurde ein Wochenende – wie lauter Himbeeren mit Schlagsahne!" bringt der erfolgreiche Kinderbuch-Autor die ausführliche Beschreibung der Tour von Garmisch über den Eibsee und Lermoos auf den Punkt. Übrigens, auch Erich Kästner war als Kind mit seiner Mutter oft wandern, allerdings von Dresden aus. Frau Kästner ließ sich zum Erstaunen der Schneiderin dafür eigens ein wetterfestes Kostüm aus grünem Loden anfertigen. „(...) in Geschäften gab es dergleichen nicht. Frauen wanderten damals nicht, es war ganz und gar nicht Mode", erinnert sich Erich Kästner.

Kluge Wanderer

Studenten wanderten immer schon gern. So hat die von ihnen ins Leben gerufene „Wandervögel"-Bewegung zu Beginn des Industriezeitalters viele alternative Impulse gesetzt. Auch heute ist die Wanderlust unter Studenten ganz besonders stark ausgeprägt. Von 1 300 Studierenden an 13 deutschen Hochschulen gaben 79 Prozent an, gelegentlich bis häufig eine Wanderung zu unternehmen.

Der Imagewandel des Wanderns

Auch in meiner Jugend war Wandern alles andere als cool. Am besten sprach man als Teenager in den frühen 1970er Jahren nicht darüber und behielt seinen Spaß daran für sich. Gemeinsam in dunklen Räumen zu sitzen und Musik zu hören – vielleicht von Suzi Quatro oder Frank Zappa –, ja, das war es. Wandern hingegen hatte ein piefiges Image, nicht nur wegen der typischen Kniebundhosen, rotkarierten Hemden und roten Strümpfen, die vor allem Urlauber aus dem Rheinland beim Wandern gerne trugen.

Dieses Image hat sich mittlerweile komplett umgekehrt. Auf den Alpenvereinshütten trifft man viele junge Leute, die gut durchtrainiert und gut drauf sind. Sicherlich hören sie im Tal auch gerne Musik, aber das alleine wäre ihnen vermutlich zu wenig. Denn hier oben in den Hütten ist es „griabig" (gemütlich). Weil es eng und voll ist, kommt man abends mit Fremden am Tisch zu sitzen und schnell ins Gespräch: über die Tour des Tages, Touren der Vergangenheit und über geplante Touren der Zukunft. Knapp eine Million Mitglieder zählt mittlerweile der Deutsche Alpenverein.

Zwei TV-Prominente befreiten in den letzten 15 Jahren das Wandern auch fernab der Alpen endgültig vom Image des Langweiligen und Spießigen. Der Komiker Hape Kerkeling wanderte auf dem Pilgerweg nach Santiago de Compostela und schrieb darüber den Bestseller „Ich bin dann mal weg". Und der Journalist Manuel Andrack, langjähriger Redaktionsleiter der Harald Schmidt Show, rehabilitierte in einer Reihe von Büchern das Wandern in deutschen Mittelgebirgen. „Gesammelte Abenteuer: Warum Wandern glücklich macht", so lautet der Titel seines jüngsten Buchs.

Mehr sehen und erleben durchs Gehen

Denn eines ist richtig und lässt sich nur gehend erfahren: Man sieht und erlebt so viel mehr, wenn man im Schritt-Tempo unterwegs ist. „Nur wo du zu Fuß warst, da bist du wirklich gewesen", so formuliert Johann Wolfgang von Goethe diese Erfahrung. Schon Postkutschen empfand der Dichterfürst aufgrund ihrer hohen Geschwindigkeit als Zumutung, die er nur auf sich nahm, wenn er längere Strecken bewältigen wollte. Wie blind für die nahe liegenden Attraktionen werden wir modernen Zeitgenossen, die wir mit Tempo 200 über die Autobahn donnern? Kürzlich war ich in den südlichen Dolomiten unterwegs, auf der vierten Etappe unserer Familien-Alpen-Überquerung

Der Deutsche Alpenverein

Deutsche und österreichische Bergsteiger gründeten 1869 in München den Deutschen Alpenverein (DAV). Seine wichtigste Aufgabe ist die Förderung des Bergsportes. Als Naturschutzorganisation setzt er sich für den Erhalt der alpinen Lebensräume und für eine umwelt- und klimaschonende Ausübung des Bergsportes ein. Der DAV hat heute 1 Million Mitglieder in mehr als 350 Sektionen. Diese unterhalten 327 öffentlich zugängliche Hütten und rund 30 000 km an Wegen und Steigen.

von München nach Venedig. Als ich stehen blieb, um auf eine Mitwanderin zu warten, fiel mein Blick unerwartet auf ein Edelweiß. Noch nie zuvor hatte ich diese seltene Alpenblume in natura gesehen. Das Edelweiß fotografierte ich mit meinem Handy; es ist nun mein Hintergrundbild. Oft, wenn ich mein Handy benutze, kommen mir Erlebnisse dieser Wanderung in den Sinn. Mein Erinnerungs-Speicher ist prall gefüllt mit Wander-Erlebnissen, die ich mir oft bewusst ins Gedächtnis rufe, etwa wenn mir langweilig ist oder wenn ich nicht gut drauf bin. Es ist wie ein Schatzkästlein mit schönen Sinneseindrücken, die ganz besonders intensiv im Gedächtnis verankert sind.

Glückliche Wanderer

80 Prozent der Wanderer empfinden nach ihrer Tour eine deutliche Steigerung ihrer persönlichen Zufriedenheit. Das hat eine Umfrage des Deutschen Wanderinstituts ergeben.

Die Effekte für Körper, Geist und Seele

Die wohltuenden Effekte des Zufußgehens auf Körper, Geist und Seele sind vielfältig und sollen an dieser Stelle nur kurz zusammengefasst werden. Regelmäßiges Gehen stärkt das Immunsystem und senkt die Gefahr, an einer Infektion zu erkranken. Es stabilisiert das Herz-Kreislauf-System, dessen Versagen zu den häufigsten Todesursachen zählt. Menschen mit hohem Blutdruck beispielsweise können mit einem moderaten Bewegungspensum ihr Sterbe-Risiko deutlich verringern. Auch bei starkem Übergewicht ist Gehen – im Gegensatz zu anderen Ausdauersportarten – zu empfehlen. Übergewichtige können dabei viel Fett verbrennen und sogar Diabetes vorbeugen. Selbst bei bestimmten Krebs-Arten lässt sich durch regelmäßiges Gehen zumindest das Risiko einer Erkrankung reduzieren.

Wer zu Fuß geht, stärkt Knochen, Gelenke, Sehnen, Bänder und trainiert die Haltemuskulatur des Körpers. Das vermindert das Verletzungsrisiko durch Stürze und steigert die körperliche Leistungsfähigkeit. Älteren Menschen kann das längere Autonomie und verringerte Betreuungsbedürftigkeit bescheren. Dem Pflegeheim können ältere Menschen im wahrsten Sinne des Wortes davonlaufen.

Außerdem führt regelmäßiges Gehen zu einer tieferen Atmung, was sich unter anderem positiv auf den nächtlichen Schlaf auswirken kann. Gehen generell wirkt wie ein Stimmungsaufheller, denn es kurbelt die Produktion der Glücks-Stoffe Dopamin und Serotonin an. Zu Fuß gehen wirkt antidepressiv und kann so wirksam sein wie Medikamente und psychotherapeutische Behandlungsmethoden. Gehen ist auch ein probates Mittel zum Abbau von Stress: Das Stresshormon Kortisol geht zurück und die Resistenz gegen Stress baut sich auf. Kein Wunder, dass zu Fuß gehen auch kreativitätsfördernd wirkt. Der dänische Philosoph, Theologe und Schriftsteller Kierkegaard sagt von sich: „Ich habe mir meine besten Gedanken ergangen und kenne keinen Kummer, den man nicht weggehen kann."

Kurz gesagt: Gehen hält gesund, macht fit und glücklich und fördert die Kreativität. Wer es genauer wissen möchte und an Studien interessiert ist, der kann in sich durch die im Anhang aufgelisteten Quellen zum Nachlesen inspirieren lassen.

Vom Spazierengehen bis zum Bergsteigen: Was Ihr wollt

Es gibt viele verschiedene Weisen, sich zu Fuß fortzubewegen: Vom gemächlichen Bummel bis zum schweißtreibenden Bergsteigen, vom würzigen Waldspaziergang bis zum puristischen Barfußgehen oder alltäglichen Treppensteigen lässt es sich in verschiedenen Formen praktizieren. Das Schöne daran: Positive Effekte haben alle Varianten zu bieten, wenn auch mit verschiedenen Zusatz-Effekten.

Spazierengehen: fast 90 Prozent der Deutschen tun es

Mehr als 90 Prozent der Deutschen gehen spazieren, mehr als zwei Drittel sogar mehrmals im Monat. „Nahezu jeder, und sei es nur zum Zeitvertreib oder Beinevertreten geht ab und an spazieren", so analy-

Wandelnde Philosophen

Schon im antiken Griechenland war die Beziehung zwischen Gehen und Denken bekannt. Der Philosoph Aristoteles hielt seine philosophische Denkschule gehend in den Wandelhallen Athens ab, inmitten einer Gruppe von Schülern und Diskutanten. Man nannte die Gruppe deshalb die Peripatetiker (von griechisch peripatein, umherwandeln). Auch ist bekannt, dass Dichter, wie Goethe, im ständigen Auf- und Abgehen ihre besten Werke erschufen.

Zu Fuß zum Einkaufen

Die Interessen der Fußgänger in Deutschland vertritt seit mehr als 25 Jahren der Fachverband Fußverkehr Deutschland. Er setzt sich ein für eine enge Kooperation aller Verkehrsmittel des „Umweltverbundes" – von Fußgängern, Radfahrern und Benutzern von Bussen und Bahnen – und damit für eine nachhaltige Mobilität im Nahverkehr. Unter dem Titel „Lauf-Kundschaft – zu Fuß zum Einkauf" führt der Verband derzeit ein Projekt durch, das Erfahrungen sammeln soll, wie man das Einkaufen zu Fuß wieder attraktiv machen kann. www.fuss-ev.de

Gehen gegen Schulstress

Bei Kindern, die bereits vor dem Unterricht einen Spaziergang machen, steigen Puls und Blutdruck während des Unterrichts weniger stark an als bei den weniger bewegungsaktiven Kindern. Das haben Forscher der University of Buffalo Medical School/New York herausgefunden. Auch betreten die bewegungsaktiven Kinder das Klassenzimmer weniger besorgt und ängstlich als jene Kinder, die mit dem Auto zur Schule gebracht werden. Eltern: Lasst das Auto in der Garage, wann immer es möglich ist und lasst die Kinder zu Fuß gehen (oder mit dem Fahrrad fahren)!

siert Rainer Brämer, Wanderforscher und Mitbegründer des Deutschen Wanderinstituts. Aber er schreibt zugleich: „Über dieses Gehhobby wissen wir derzeit so wenig wie vor anderthalb Jahrzehnten über das Wandern." (Das Wandern ist mittlerweile in groß angelegten Studien erforscht, siehe auch Quellen-Liste im Anhang.)

Allerdings bleibt uns der Augenschein, um das Spazierengehen in Deutschland ein wenig unter die Lupe zu nehmen. Ich persönlich stelle fest: In der Frankfurter Innenstadt sind sehr viele Menschen zu Fuß unterwegs. Wenn ich mit ausländischen Freunden zu Fuß die Stadt erkunde, dann höre ich, dass das nicht selbstverständlich ist. Es ist schon eine deutsche Spezialität, dass wir so gerne zu Fuß durch die Städte gehen. Devika, eine junge Studentin aus dem indischen Mumbai, erzählt mir beispielsweise, dass in ihrer Heimat niemand auf die Idee käme, zu Fuß gehen zu wollen. Dort fährt man Rikscha, auch auf kurzen Strecken, denn die Gehsteige sind so von Straßenhändlern belagert, dass darauf kein Durchkommen ist.

Auch in den USA ist es unüblich, zu Fuß irgendwo hinzugehen. Zu Fuß unterwegs sind Amerikaner allenfalls beim Wandern im Nati-

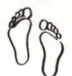

onalpark oder auf dem Weg vom oder zum Parkplatz. Das erlebte übrigens der Naturkost-Pionier Josef Wilhelm hautnah, als er nach zwei Langstrecken-Demos in Deutschland diese Form von Protest gegen Agro-Gentechnik auch in den USA praktizieren wollte. Den „Right2Know March" von New York nach Washington schildert die Autorin Christine Mattauch als ein Abenteuer der besonderen Art: „Der 500 Kilometer lange Marsch durch Provinz-Metropolen und Kleinstädte, durch langweilige Vororte und hässliche Industriegebiete führte meist am Straßenrand entlang, weil es außerhalb der Innenstädte keine Wege für Fußgänger gibt", so schreibt sie in der Zeitung Quell. Vielleicht ist diese fehlende Kultur des Zufußgehens auch ein Grund dafür, warum es in den USA so viele entsetzlich dicke Menschen gibt. Denn das haben Wissenschaftler mittlerweile herausgefunden: Wer gesund und fit bleiben möchte, für den zählt jeder Schritt.

Wann wird Spazierengehen zum Wandern?

Was noch ein Spaziergang und was schon eine Wanderung ist, empfindet wohl jeder unterschiedlich. Für Ungeübte ist eine Stunde gehen eine großartige Leistung; für Bergfexe ist die Bewältigung von 1000 Höhenmetern ein Klacks. Der Deutsche Wanderverband und der Deutsche Tourismusverband ziehen die Trenn-Linie folgendermaßen: Spazierengehen ist demnach eine eher spontan und ohne spezielle Ausrüstung und Vorbereitung durchgeführte Aktivität. Dagegen erfordert Wandern eine gewisse Vorbereitung in Form von Routenplanung und Ausrüstung. Eine Wanderung wird folglich in den seltensten Fällen spontan und völlig unvorbereitet durchgeführt. Wandern erfordert auch den Gebrauch von speziellen Ausrüstungsgegenständen, zumindest von speziellem Schuhwerk. Egal ob Spazierengehen oder Wandern: Der Gesundheit zuträglich sind beide Aktivitäten.

Das Deutsche Wanderinstitut

Seit mehr als einem Jahrzehnt beschäftigt sich das Deutsche Wanderinstitut wissenschaftlich mit dem Thema Wandern, entwickelt neue Wanderideen, begutachtet Wanderwege und vermittelt die gewonnenen Erkenntnisse an die Fachwelt. Das Deutsche Wanderinstitut arbeitet als Netzwerk von unabhängigen Wanderexperten mit dem Ziel, das Wandern als eine besonders intensive Form der Naturerfahrung zu erforschen und die Entwicklung des Wandertourismus nach Kräften zu fördern. In Deutschland und in den anderen europäischen Ländern sollen wieder Wanderparadiese entstehen.

www.wanderinstitut.de

Griffige Schuhe für den Berg

Das Allerwichtigste beim Wandern sind gute Schuhe. Wer in die Berge hinauf will, der braucht Schuhe mit ausgeprägtem Profil und Halt an den Knöcheln. Gute Wanderschuhe sind eine Investition, die sich über viele Jahre hinweg bezahlt macht. Denn bei regelmäßiger Pflege können Wanderschuhe länger als ein Jahrzehnt halten.

Jeden Tag 10 000 Schritte gehen

Wer öfter Frühstücksfernsehen schaut, kennt sicherlich Dr. Ingo Froböse. Der Professor beschäftigt sich am Zentrum für Gesundheit der Deutschen Sporthochschule Köln gerne damit, wie viel tägliche Bewegung wünschenswert ist, um fit und gesund bleiben zu können. Gemeinsam mit der Sportwissenschaftlerin Birgit Wallmann verfasste er ein Papier mit dem Titel: „Es muss gar nicht soviel sein! Schon 3 000 Schritte mehr am Tag senken Cholesterinwerte!"

Das Papier fasst die Ergebnisse einer Untersuchung mit 153 berufstätigen Teilnehmern im Alter zwischen 23 und 59 Jahren zusammen. Zu Beginn der Untersuchung bewegten sich die Versuchspersonen im Durchschnitt 6 647 Schritte täglich. Sie wurden aufgefordert, über 15 Wochen hinweg jeden Tag 3 000 Schritte mehr zu gehen. Vor und nach diesem Versuch wurden bei den Teilnehmern die Lipidwerte (Gesamtcholesterin, Triglyceride, LDL und HDL) bestimmt, um den Einfluss der Bewegung auf den Cholesterinspiegel beurteilen zu können. Das Ergebnis war beeindruckend: Es zeigten sich „signifikante Unterschiede" beim Gesamtcholesterin und beim LDL-Cholesterin (das bei der Entstehung von Arterienverkalkung eine unselige Rolle spielt). Beide Werte gingen im Durchschnitt deutlich zurück. Besonders davon profitierten Personen mit erhöhten LDL-Werten.

Allgemein lautet die Empfehlung fürs Gesundbleiben: Jeden Tag 10 000 Schritte gehen. Diese Empfehlung wird von den meisten Deutschen nicht erreicht: Eine Telefonistin geht durchschnittlich 1 200, ein Manager 3 000, ein Verkäufer 5 000 Schritte täglich. Nur ein Postbote bringt es auf 15 000 Schritte. Um von dem normalerweise „geringen aktiven Gehverhalten" auf gesundheitsfördernde Werte zu kommen, empfehlen die Kölner Wissenschaftler, einfach jeden Tag 3 000 Schritte mehr zu gehen. Das entspricht etwa 30 Minuten Bewegung in einer moderaten Intensität. „Der menschliche Organismus hat sich im Laufe der Evolution auf die Bewegungserfordernisse von Jäger-,

Sammler- und Ackerbaukulturen angepasst. Heute wissen wir, dass das Gehen von 10 000 Schritten am Tag ein gesundheitlich sinnvolles Maß für die täglich notwendige Ausdauerleistung darstellt", ist auf der Homepage des „Projekts 10 000 Schritte" nachzulesen.

Wie sich dieses gesundheitsfördernde Pensum erreichen lässt, beschreibt das Projekt 10 000 Schritte folgendermaßen: Zunächst misst man die täglichen Schritte mit einem Schrittzähler. Damit lässt sich überprüfen, wie viele Schritte man gelaufen ist, wie vielen Kilometern und Kalorien das entspricht. Viele dieser Geräte sind auch für Sportarten wie Walking oder Jogging geeignet. Ein 7-Tage-Speicher auf dem Display erleichtert das Aufrufen der Schrittanzahl der zurückliegenden Woche. Die täglichen Schritte können in einem individuellen Lauftagebuch online eingegeben und als Statistik abgerufen werden, so dass jeder sieht, wie viele Schritte noch fehlen.

Fehlende Schritte lassen sich durch folgende Aktivitäten dazugewinnen (30 Minuten Radfahren entspricht übrigens 2 500 Schritten):

- Aus der U- oder S-Bahn eine Station vorher aussteigen
- die Treppe statt Rolltreppen oder Aufzug nehmen
- einen Abendspaziergang einlegen
- zu Fuß zum Einkaufen gehen
- Sport treiben
- alltägliche Besorgungen statt mit dem Auto zu Fuß erledigen

Oder 2 000 Kalorien in der Woche

Es gibt auch noch andere Regeln in Sachen Bewegung. „Wer pro Woche allein für Bewegung zwischen 2 000 und 3 500 Kalorien aufwendet, erkrankt seltener (zum Beispiel an Herzinfarkt oder Krebs),

Bequeme Schuhe fürs Tal

Auch in der Ebene sind bequeme Schuhe wichtig, nicht nur wegen der Blasen-Gefahr. Einen frappierenden Zusammenhang zwischen bequemen Schuhen, Herzinfarkt, Schlaganfall oder gar Krebs beschrieb kürzlich der kalifornische Mediziner David Agus. Nach seinen Forschungen können Entzündungen – mögen sie auch noch so unbedeutend erscheinen – dafür verantwortlich sein, dass der Körper nicht die benötigte Energie aufbringt, um beschädigte Erbgutinformationen in der DNA zu reparieren.

**Das Projekt
10 000 Schritte**

Im Juli 2008 wurde von
der Charité Hochschul-
ambulanz für Naturheil-
kunde in Berlin das Pro-
jekt „10 000 Schritte im
Land der Ideen - Kluge
Köpfe laufen" ins Leben
gerufen. Ziel des Pro-
jektes ist es, möglichst
viele Menschen zu mehr
Bewegung im Alltag zu
motivieren und damit
die Gesundheit zu
stärken.

Auf der Internet-Seite
des Projekts finden sich
Tipps und Ideen. Auch
gibt es schöne Touren-
vorschläge zum Bewer-
ten und Kommentieren
und die Nutzer können
eigene Routen
veröffentlichen.

www.zehntausend-
schritte.de

erholt sich schneller und lebt im statistischen Mittel fast zwei Jahre
länger als jemand mit einem wesentlich geringeren Bewegungskon-
to", schreibt beispielsweise Wanderforscher Rainer Brämer. „Und da
bietet sich Wandern als ideales Medium an: Es ist so gut wie neben-
wirkungsfrei, nicht auf aufwendige Ausrüstungen oder Einrich-
tungen angewiesen und hat mit Natur und Landschaft weit mehr zu
bieten als die Maschinensäle der Fitnesscenter. Da das Gehen den
größten Teil der Muskeln beansprucht, kommen außerdem relativ
viele Kalorien zusammen: rund 50 pro Kilometer, gut 200 in der
Stunde."

Umgerechnet auf den 2 000-Kalorien-Richtwert müssten wir in
der Woche also insgesamt zehn Stunden gehen, das macht pro Tag
etwas mehr als anderthalb Stunden. Das deckt sich mit den Empfehlungen der Kölner Sportwissenschaftler Wallmann und Froböse, die
ja täglich 10 000 Schritte empfehlen, was auch ungefähr anderthalb
Stunden beansprucht.

Gehen bringt in etwa so viel wie Joggen
Die gute Nachricht, für diejenigen, die nicht gerne Joggen: In punk-
to Kalorienverbrauch liegen Joggen und Gehen gar nicht so weit auseinander. Physiologische Untersuchungen zeigen, dass der Energieaufwand beim Gehen nur wenig geringer ist als beim Laufen. Bei
beiden Fortbewegungsgeschwindigkeiten benötigt man etwa
50 Kalorien pro Kilometer. – Egal, ob man sechs Kilometer in zwei, in
einer oder einer halben Stunde zurücklegt, der Körper verbrennt in
etwa gleich viele Kalorien.

Diesen verblüffenden Befund erklärt Joachim Latsch vom Institut für Kreislaufforschung und Sportmedizin an der Deutschen Sporthochschule Köln mit der unterschiedlichen Schrittlänge beim Gehen
und Joggen: „Beim Gehen macht man etwa doppelt so viele Schritte
wie beim Joggen und bei jedem Schritt wird Masse in Bewegung

gesetzt." Das erfordert Muskelarbeit. „Beim Joggen ist die Arbeit pro Schritt zwar größer, aber viele kleine Schritte verbrauchen in der Endsumme etwa genauso viel Energie wie wenige anstrengende." Das Joggen hat sogar einige unangenehme Nebenwirkungen: So steigt die Gefahr von Kreislaufkollapsen und Gelenkschädigungen. Außerdem können Bänder und Bindegewebe ausleiern.

Bei einem Tempo zwischen vier und sechs Kilometern pro Stunde bewegt sich der Körper im Energiespar-Modus. Das entspricht einem zügigen, aber nicht zu schnellen Wandertempo. In diesem Tempo waren vermutlich unsere Vorfahren unterwegs. Da Gehen über lange Zeit hinweg die einzige Art der Fortbewegung war, hat die Evolution das Verhältnis von Aufwand und Ertrag optimiert: Atmung, Herz und Kreislauf bleiben dabei in einem stabilen Gleichgewicht, deshalb kann man sich derartige Belastungen auch über einen längeren Zeitraum zumuten.

Nordic Walken – fit mit zwei Stöcken

Wie der Name vermuten lässt, stammt „Nordic Walking" aus Skandinavien. Langläufer, Biathleten und nordische Kombinierer hielten sich damit im Sommer fit. Durch die Zusammenarbeit von Profisportlern, Wissenschaftlern und Sportindustrie entwickelte sich Nordic Walking zu einer Sportart für jedermann. Mittlerweile betreibt in Finnland schon jeder zehnte Einwohner regelmäßig diese Sportart. Mitte der 1980er Jahre wurde Nordic Walking von Finnland nach Deutschland importiert und erfreut sich seither zunehmender Beliebtheit. Laut einer Umfrage der Gesellschaft für Konsumforschung ist Nordic Walking die häufigste Sportart, mit der Bundesbürger neu beginnen und man sieht allerorts Menschen mit zwei Stöcken zügig marschieren.

Denn Nordic Walking bringt im Vergleich zum Gehen oder Joggen einige Vorteile: Durch den verstärkten Armeinsatz werden die

---

Schönheitsrisiko Joggen

„Frauen, die älter als 35 Jahre sind und ein schwaches Bindegewebe haben, sollten Sportarten meiden, bei denen sie viel springen und hüpfen. Denn die Aufprallkräfte, die etwa beim Joggen freigesetzt werden, führen dazu, dass die Bänder, an denen im Gesicht die Muskeln aufgehängt sind, ausleiern und das Gesicht beginnt, nach unten zu hängen. Das Resultat sind Hamsterbacken und geplatzte Äderchen. Gleiches gilt übrigens für den Busen oder innere Organe wie etwa Blase oder Gebärmutter", sagt Deutschlands bekannteste Personal-Trainerin Jennifer Wade.

Muskeln des gesamten Körpers gefordert. Rund 400 kcal sollen sich bei einem Tempo von sechs Kilometern pro Stunde beim Nordic Walken verbrennen lassen. Das sind etwa 100 kcal mehr als beim Gehen oder Joggen. Im Jahr 2012 werteten Wissenschaftler systematisch Studien und Veröffentlichungen zu den Gesundheitseffekten von

Erfahrungsbericht: Wie ich zum Nordic Walking kam

„Unterdurchschnittliche Kondition" lautete die für mich unangenehme Diagnose bei einem medizinischen Check im Rahmen eines Wellness-Aufenthalts. Blutdruck, Blutwerte sowie EKG waren schlecht und der mich untersuchende Arzt empfahl mir, mit einem Ausdauersport anzufangen.

In Köln, der Stadt wo ich arbeite und viel Zeit am Schreibtisch verbringe, startete zu dieser Zeit gerade das Programm „moveguard". Die Initiative der Deutschen Sporthochschule hatte es sich zum Ziel gesetzt, die persönliche Leistungsfähigkeit der Teilnehmer durch Sportdiagnostik zu ermitteln, verschiedene Sportarten für sie anzubieten und einen persönlichen Trainingsplan aus-zuarbeiten. Damit, so lautete das Versprechen, sollten die Teilnehmer fit und bewegt abnehmen können und das geringere Körpergewicht auch langfristig halten können. Mich sprach dabei das „Personal Training" besonders an, also die ganz persönliche, individuelle Betreuung. Nach einer gründlichen medizinischen Untersuchung konnte ich mit meiner persönlichen Trainerin verschiedene Sportarten ausprobieren: Nordic Walken, Laufen, Radfahren, Schwimmen und Aquajoggen.

Der Anfang war sehr hart. Ungeübt und ohne Kondition, wie ich war, hat mich das lange Trai-ning hart gefordert. In einer Mail an eine Freundin schrieb ich: „Ich habe gerade mein erstes Training von anderthalb Stunden hinter mir. Es war sehr anstrengend und schweißtreibend, aber doch nicht so schlimm, wie ich befürchtet hatte. Ich habe durchgehalten und es hat sogar Spaß gemacht. Nordic Walken war heute angesagt. Dabei muss man die Arme mit den Stöcken ganz weit nach hinten strecken. Das ist mir sehr schwer gefallen, irgendwie bin ich dafür falsch

Nordic Walking aus und kamen zu dem Ergebnis: Nordic Walking bringt noch bessere Effekte als reines Gehen oder Joggen in Hinblick auf die Herzfrequenz, den Blutdruck, den Sauerstoffverbrauch und die Lebensqualität von älteren Menschen und Patienten mit chronischen Krankheiten. Das Vor- und Zurückschwingen der Stöcke kräf-

Internet

www.moveguard.de
www.skiclub-koeln.de

gebaut. Aber die Trainerin meinte, ich würde es noch lernen. Und meine Schultern auch." Von den fünf Sportarten, die ich ausprobierte, hat mir Nordic Walken am besten getan. Es hat zwar fast ein halbes Jahr gedauert, bis ich den Bogen raus hatte. Es gab viel zu lernen: Die Schrittlänge, Arme nur aus der Schulter schwingen, Stöcke weit hinten einsetzen, Hand öffnen und Stock loslassen, dann wieder zugreifen und nach vorne schwingen, Schritt und Armbewegung synchron ausführen, Körperhaltung, Atmung, Tempo halten.... Aber: Durch die Arbeit mit den Armen und den Beinen wird der ganze Körper trainiert. Die Körperhaltung wird offen, der Rücken gestärkt, die Atmung befreit.

Durch die sitzende Haltung am Computer hatte ich schon einen ganz runden Rücken. Durch Nordic Walken mit der Armbewegung nach hinten hat sich mein Rücken wieder begradigt. Die große medizinische Untersuchung am Ende des „moveguard"-Programms nach einem halben Jahr zeigte: Mein erhöhter Blutdruck hatte sich auf normale Werte reduziert, auch alle anderen Werte waren bestens. Abgenommen hatte ich zwar nicht, fühlte mich aber topfit. Damit das so bleibt, bin ich dann noch weitere zwei Jahre unter Anleitung mit persönlichen Trainerinnen gewalkt (Studentinnen der Sporthochschule). Der Vorteil war, dass sie mich motivierten, zum Tempo antrieben und aufpassten, dass sich keine Haltungs- oder Bewegungsfehler einschleichen.

Seit ein paar Jahren laufe ich in einer Nordic Walking-Gruppe vom Ski-Club Köln. Das Training in der Gruppe ist gut, das Tempo auch. Nur der Zeitpunkt nach Feierabend ist in der Winterzeit nicht so ideal, weil es dann dunkel ist. Schön ist es in jedem Fall, im Kölner Grüngürtel zu walken, was ich auch häufig am Sonntagmittag zusammen mit einer Freundin tue. Im Prinzip könnte man auch alleine Nordic Walken, aber dazu raffe ich mich leider nicht auf. Zu zweit oder in einer Gruppe macht es mir Spaß, sogar bei Hitze, Regen oder Schnee. *Monika Frei-Herrmann*

Das Deutsche Walking Institut

Mit den Gesundheitseffekten von Nordic Walking hat sich das Deutsche Walking Institut auseinandergesetzt und kommt zu dem Schluss: Nordic Walking kann durch eine intensive Armarbeit die Trainingsintensität erhöhen und eignet sich besonders für Personen, die einen höheren Energieumsatz erzielen wollen, aber in ihrer Geschwindigkeit eingeschränkt sind. Dazu gehören übergewichtige Personen und Personen mit Gelenkbeschwerden.

www.walking.de

tigt Arme, Schultern und Rücken, ist aber nach Angaben des Walking Instituts auch ein „sehr gutes Gelenk- und Osteoporose-Training: Hüft-, Knie- und Fußgelenke werden sanft belastet, aber nicht überlastet. Auch die Bandscheiben können vom Nordic Walken profitieren, denn sie werden durch die sich abwechselnde Belastung im Becken einem „gesunden Durchsaftungsprozess ausgesetzt und können sich dadurch regenerieren", so ist auf der Internet-Seite des Walking Instituts zu lesen. „Nordic Walking ist eine effektive, aber moderate und wenig verletzende Outdoor-Sportart", bestätigt Dr. Petra Mommert-Jauch, Diplom-Sportlehrerin und Geschäftsführerin des Deutschen Walking Instituts in Donaueschingen.

Herausforderung Technik

Beim Nordic Walken ist auf den richtigen Stockeinsatz zu achten, sonst kann das Gehen mit Stöcken auch kontraproduktiv wirken. So diagnostizieren Mediziner bei Nordic Walkern vermehrt Nackenverspannungen, Schulterprobleme oder Tennisellenbogen. Denn oft hapert es bei dieser Sportart an der Technik. Manche setzen die Stöcke zu weit vor dem Körper auf oder stoßen sich damit ab. Andere gehen wirklich „am Stock" und stützen sich darauf oder machen zu lange Schritte, was Knie, Hüfte und Rücken belastet. Wer die Sportart unter qualifizierter Anleitung erlernen möchte, kann in der Therapeuten-Datenbank des Deutschen Walking Instituts einen ausgebildeten Trainer in seinem Postleitzahlenbereich finden (siehe Randspalte).

Unebenheiten und Anstiege heizen dem Körper ein

Stöcke lassen sich übrigens auch prima in den Bergen einsetzen und die Kombination von Stöcken und bergigen Wegen ist in Sachen Kalorienverbrauch vermutlich unübertroffen. Denn Wandern auf unebenem Gelände in den Bergen bringt den Körper besonders in Schwung. Schon kleine Unebenheiten des Weges können aufgrund des größeren Körperhubs den Kalorienbedarf des Gehens deutlich erhöhen, dazu kommt das Gepäck. Auch Bergauf-Strecken erhöhen den Kalorienbedarf drastisch. Bei einem Höhenunterschied von 100 Metern verbrennt der Körper fast genauso viele Kalorien wie für einen Kilometer in der Ebene. „Wer in gebirgigem Gelände bei wechselnder Wegequalität und normaler Gepäckbelastung eine Strecke von 30 Kilometern zurücklegt, betreibt in etwa den gleichen Energieaufwand wie ein Marathonläufer auf ebener Strecke", rechnet Wanderexperte Rainer Brämer vor.

Wandern auf unebenen Wegen bringt daneben auch Effekte fürs Wohlbefinden. Für den Psychotherapeuten Helmut Milz bewirkt der Kontakt mit verschiedenartigen Böden eine Art Fußreflexzonenmassage, die bis in die Tiefen des gesamten Organismus einwirkt. Kein Wunder, dass 90 Prozent der vom Deutschen Wanderinstitut befragten Personen angaben, dass sie sich nach dem Wandern insgesamt besser als vor der Wanderung fühlten.

Treppensteigen: das Minimalprogramm im Alltag

Während ich diese Zeilen schreibe, springe ich immer mal wieder vom Computer auf und renne vier Stockwerke hoch zur Kaffeemaschine – jeweils 64 Stufen rauf und runter, ich habe sie gerade gezählt. Das tut gut und bringt Schwung in die vom Sitzen ermüdeten Knochen. 14 Jahre lang praktiziere ich dieses spontane Treppensteigen nun schon tagtäglich und es ist mir mittlerweile in Fleisch und Blut übergegangen. Ich bin es gewohnt, von oben Gläser für Bürobesucher zu holen oder umgekehrt Wasserkästen (mit Glasflaschen) von unten nach oben zu schleppen. Besucher, die sich nach oben hochschnaufen sind manchmal verblüfft, warum mir die vielen Treppen nichts ausmachen und ich antworte dann scherzhaft: „Das ist mein integriertes Fitness-Studio."

Wunderwerk Fuß

Unsere Füße haben sich aufgrund ihrer vielfältigen Aufgaben im Laufe der Evolution zu hochkomplexen Gebilden entwickelt. 26 Knochen, mehr als 30 Gelenke, etwa 50 Bänder und rund 30 Muskeln mit ihren Sehnen bilden das Grundgerüst für Festigkeit bei gleichzeitiger Flexibilität. Unzählige Nervenenden in der gut gepolsterten Fußsohle sorgen für Informationen über die Bodenbeschaffenheit.

Denn, auch wenn ich jetzt natürlich gerne auf dem Berg oder im Wald wäre, ist es nun mal Realität, dass ich – wie viele Menschen – die meiste Zeit der Woche in meinem Büro verbringe. Da ist es nur sinnvoll, sich so oft wie möglich die Gelegenheit zur Bewegung zu verschaffen.

Bei meinen Recherchen stieß ich nun auch auf den wissenschaftlichen Beleg, dass Treppensteigen tatsächlich das Fitness-Studio ersetzen kann. Prof. Ingo Froböse von der Deutschen Sporthochschule Köln weist darauf hin, dass schon sechs Stockwerke am Tag reichen, um die Ausdauer zu steigern und die Funktion des Herz-Kreislauf-Systems zu verbessern. Durch die körperliche Aktivität werde das Herz angeregt, stärker zu arbeiten. In der Folge sinke die Herzfrequenz. Das Work-out auf der Treppe ist außerdem ein gutes Muskeltraining. Sowohl die Bein- als auch die Gesäß-Muskulatur werden durch das Stufentraining gestärkt, so Froböse. Wie die Süddeutsche Zeitung berichtet, empfiehlt der Wissenschaftler, für mehr Abwechslung hin und wieder die Stufen in höherem Tempo zu bewältigen oder zwei Stufen auf einmal zu nehmen. Eine weitere Möglichkeit wäre, die Treppen auch mal einbeinig zu bewältigen. Mal sehen, ob ich dazu in der Lage bin, unser Treppenhaus einbeinig hoch- und runterzuhüpfen. Sicherlich nicht mit einer Tasse Kaffee in der Hand....

Waldspaziergänge: Aromatherapie für den Körper

Koreanische Wissenschaftler haben kürzlich herausgefunden: Waldluft tut dem menschlichen Organismus besonders gut. Für ihre Studie hatten die Wissenschaftler ältere Frauen eine Stunde lang zum Spazierengehen geschickt. 43 Frauen gingen dabei durch den Wald und 19 Frauen spazierten in der Stadt. Vorher und nachher überprüften die Wissenschaftler Blutdruck, Lungenkapazität und die Elastizität der Arterien. Bei den Wald-Teilnehmerinnen war der Blutdruck

Fit in zwölf Wochen

Wer sich gegen den Lift und für die Treppe entscheidet, der kann in zwölf Wochen seine Fitness deutlich steigern. Das haben Forscher der Universität Genf herausgefunden. Laut Studie senkt tägliches Treppensteigen die Risiken für Herz-Kreislauf-Erkrankungen erheblich. Auch auf einen schlechten LDL-Cholesterin-Wert kann sich der Verzicht auf den bequemen Aufzug positiv auswirken. Ein hoher Cholesterin-Spiegel birgt das Risiko, dass die Blutgefäße verstopfen und ist häufige Folge eines bewegungsarmen Lebensstils.

deutlich gesunken, ihre Lungenkapazität hatte zugenommen und die Elastizität der Adern hatte sich verbessert. Keine Unterschiede bei den gemessenen Parametern konnten die Wissenschaftler jedoch bei den Spaziergängerinnen in der Stadt ermitteln.

Ergebnisse von japanischen Forschern zielen in die gleiche Richtung. Die Wissenschaftler von der Nippon Medical School in Tokio fanden heraus, dass das Spazieren im Wald offenbar im Körper Krebs-Killerzellen aktiviert, die mindestens sieben Tage nach dem Spaziergang noch nachweisbar waren. Die Forscher vermuten, dass diesen Effekt sogenannte Phytonzide (antibiotisch wirksame Substanzen) auslösen. Pflanzen bilden diese Stoffe, um sich vor Krankheitserregern und Schädlingen zu schützen. Spaziergänger im Wald atmen diese Substanzen ein und stärken damit auch ihr Immunsystem.

In Japan haben gesundheitlich motivierte Ausflüge in den Wald sogar einen speziellen Namen: „Shinrinyoku" werden sie im Land der aufgehenden Sonne genannt und sie gelten als natürliche Aromatherapie. Die Menschen in Japan genießen die ruhige Atmosphäre, die Schönheit der Umgebung, das milde Klima und die Sauberkeit der Luft, die sie im Wald vorfinden. Denn in Wäldern ist die Luft besonders staubarm: Die dort gemessenen Konzentrationen betragen nur ein bis zehn Prozent der Konzentrationen, wie sie in Städten gemessen werden. Schon im Jahr 1982 empfahl die Japanische Forstbehörde, Ausflüge in den Wald zum Bestandteil eines gesunden Lebensstils zu machen. Mittlerweile avancierte „Shinrinyoku" in Japan zu einer anerkannten Methode zur Stressreduktion. Mithilfe einer speziellen Messmethode (Profile of Mood States – POMS) wurden die Effekte der Waldausflüge gemessen. Demnach erhöhten Waldaufenthalte die Energie der Versuchspersonen, während sich Angstzustände, depressive Gefühle und Wut verminderten. Die Forscher ziehen daraus den Schluss, dass regelmäßige Aufenthalte im Wald das Risiko von Stress-Krankheiten vermindern können.

Wandern in Mittelgebirgen: beliebter Breitensport

Der Deutsche Wanderverband

Der Deutsche Wanderverband vertritt die Interessen der Wanderer in Deutschland. In dem Dachverband der deutschen Gebirgs- und Wandervereine sind in rund 60 regionalen Mitgliedsvereinen etwa 600 000 Mitglieder organisiert. Die Mitgliedsvereine bieten geführte Wanderungen, betreuen Wanderwege und Wanderheime, geben Wanderliteratur und -karten heraus, engagieren sich für die regionale Kultur, pflegen das Brauchtum, leisten praktische Naturschutzarbeit und bieten vielfältige Programme für alle, die gerne draußen unterwegs sind.

www.wanderverband.de

Schon vor mehr als 100 Jahren waren Wanderungen in den deutschen Mittelgebirgen sehr beliebt. Ende des 19. Jahrhunderts ermöglichte es der Ausbau der Eisenbahn vielen Menschen in Industrieregionen, auch in entferntere reizvolle Landschaften zu gelangen – in den Schwarzwald, Taunus und in den Thüringer Wald, ins Sauerland, ins Fichtelgebirge oder in die Eifel. Schnell schossen dort Wandervereine wie Pilze aus dem Boden: Sie legten Wege an und markierten diese, gaben Wanderführer heraus und empfahlen wanderfreundliche Wirtshäuser.

Zusätzlichen Schub bekam das Wandern durch die Jugendbewegung „Wandervögel". Diese war 1901 in Steglitz bei Berlin von Schülern und Studenten gegründet worden, um sich in einer Phase fortschreitender Industrialisierung von den engen Vorgaben des schulischen und gesellschaftlichen Umfelds zu lösen und in freier Natur eine eigene Lebensart zu entwickeln. Im Ersten Weltkrieg kam der Wandertourismus so gut wie zum Erliegen. Im Dritten Reich wurden die Wandervereine vom Nationalsozialismus vereinnahmt, doch sie erholten sich nach dem Krieg schnell wieder, da sie von den alliierten Besatzungsmächten nicht als nationalsozialistische Organisationen eingestuft wurden. Wer wanderte, dachte nicht ans Kämpfen – jedenfalls nicht im Mittelgebirge.

1950 wurde der Deutsche Wanderverband in Königstein im Taunus wieder gegründet und zählte bereits 165 000 Mitglieder. Anfang der 1970er Jahre machte der damalige Bundespräsident Walter Scheel mit dem Lied „Hoch auf dem gelben Wagen" in den Medien Furore: Es klingt mir immer noch im Ohr. 1979 unternahm sein Nachfolger Karl Carstens eine Wanderung durch Deutschland und wurde von den örtlichen Wandervereinen begleitet. Als „Wanderpräsident" ging Karl Carstens in die Geschichtsbücher der Bundesrepublik ein.

Wirtschaftsfaktor Wandern

Das Wandern ist übrigens auch zu einem bedeutenden Wirtschaftsfaktor geworden. Das sieht man an den vielen Outdoor-Läden, die in den Städten wie die Pilze aus dem Boden schießen und immer komfortablere Wanderausrüstung anbieten. Fast eine Milliarde Euro geben die Bundesbürger jährlich alleine für Wanderjacken aus. Auch wenn sich viele Touristiker und Ausrüstungshersteller mittlerweile mit Hingabe dem Thema Wandern zuwenden, bleibt es dabei:
Fürs Zufußgehen braucht es nicht viel oder nichts.
Das A&O sind allerdings gute Schuhe.

Verehrter Barfuß-Geher: Franz von Assisi

Ein auch nach Jahrhunderten noch bekannter und verehrter Barfuß-Geher, der intuitiv das Erden praktizierte, ist übrigens der heilige Franz von Assisi. Er faszinierte seine Mitmenschen nicht nur durch seine besondere Spiritualität sondern auch durch sein Eins-Sein mit der Natur.

In den 1980er und 1990er Jahren wurde das Wanderbedürfnis der Menschen von den Tourismus-Experten jedoch nicht mehr so recht ernst genommen. Die Qualität der Wege wurde zunehmend schlechter, Wanderwege wurden in landwirtschaftliche Straßen umgewandelt oder zu Fahrradwegen. Erst Ende der 1990er Jahre setzte ein Umdenken ein, das zu einer Renaissance des Wanderns als eine der beliebtesten Freizeitaktivitäten breiter Bevölkerungsschichten führte. Es entstanden neue Wanderwege, wie der Rothaarsteig, ein 154 Kilometer langer „Weg der Sinne", durch den Naturpark Rothaargebirge. Mittlerweile wird nirgendwo in Deutschland so intensiv gewandert wie in den Mittelgebirgen.

Mit den Füßen Kontakt zur Erde aufnehmen

Mit großem Interesse habe ich das Buch „Earthing – Heilendes Erden" gelesen und dessen Ratschläge im darauffolgenden Sommer ausprobiert. Die Autoren um Clinton Ober sind davon überzeugt, dass sich der direkte Kontakt mit der Erde positiv auf die Gesundheit auswirkt und das Wohlbefinden steigert. „Erden" bedeutet, barfuß zu gehen oder zu stehen – am besten in feuchtem Gras oder auf feuchtem Sandstrand. Dadurch soll sich der naturgegebene, elektrische Grundzustand unseres Körpers wiederherstellen, der durch den Aufenthalt in geschlossenen Räumen oder durch den Umgang mit elektronischen Geräten aus dem Gleichgewicht gerät. Das Erden soll Entzündungen beseitigen, den Schlaf verbessern und das Energieniveau erhöhen.

Heutzutage ist allerdings – vor allem in Großstädten – das Barfußgehen gar nicht so einfach. Das wachsende Angebot von Barfuß-Pfaden, wie beispielsweise in Bad Sobernheim, versucht den mangelnden sensorischen Erlebnissen der Fußsohlen eine anregende Vielfalt von Reizen entgegenzusetzen.

Barfuß wandern: Methode für Mutige

Kürzlich las ich die Plakat-Ankündigung für einen Vortrag von Martl Jung, der barfuß die Alpen überquert hat. Die Vorstellung hat mich lange beschäftigt, wie er barfuß über spitze Steine, eisige Schneefelder, durch stachelige Waldwege oder feuchtkalten Schlamm marschiert. Wahrscheinlich hat Martl Jung mittlerweile eine Hornhaut wie unsere Steinzeit-Vorfahren auf den Fußsohlen.

Auch ich gehe gerne ohne Schuhe, allerdings nicht so extrem. Ich finde es beispielsweise toll, im Morgentau barfuß über eine Wiese zu laufen.

Fuß-Pflege

Die Frankfurter Fuß-Pflegerin Renate Ruppenstein-Maus rät, unbedingt darauf zu achten, dass die Fußnägel auf ihrer Oberfläche nicht angeschliffen oder gefeilt werden. Denn das Anrauen der Nageloberfläche kann den gesunden Nagel schädigen. Die Fußnägel sollten kurz geschnitten sein (ganz wichtig beim Abwärtsgehen), sonst können sie blau werden und später abgehen. Im Rucksack dürfen Pflaster nicht fehlen. Erfahrene Wanderer schwören auf Socken aus Seide in Verbindung mit Puder, um Blasen gar nicht erst aufkommen zu lassen.

Schlanke gehen leichter

„Der Mensch ist eine Bewegungsmaschine", schrieb kürzlich der Spiegel. Doch vielen Menschen – oftmals mit Übergewicht – fällt es mit den Jahren zunehmend schwer, sich zu bewegen, weil Knie oder Hüften schmerzen. Übergewicht ist Gift für die Gelenke: Mit jedem Kilogramm, das man sich abtrainiert, verringert sich die Last auf die Kniekehlen um das Vierfache. Und wer zehn Prozent abnimmt, der hat spürbar weniger Gelenkschmerzen. Doch viele Übergewichtige sind aufgrund von Gelenkschmerzen nur schwer in Bewegung zu bringen, dabei wäre gerade Bewegung eine wirksame Therapie, um schmerzhafte Gelenke durch mehr Gelenkschmiere wieder besser zum Funktionieren zu bringen. Der saarländische Orthopäde Henning Madry rät seinen übergewichtigen Patienten zu schwimmen oder zu hungern, um sich wieder bewegen zu können.

Mehr Schmiere für die Gelenke

Unter Arthrose – dem schmerzhaften Knorpelschwund in den Gelenken – leiden hierzulande Millionen von Menschen. Jedes Jahr werden rund 150 000 neue Knie und mehr als 210 000 neue Hüften eingesetzt. Dabei könnte körperliche Bewegung der Arthrose vorbeugen und diese sogar abschwächen. Denn durch Bewegung produziert der Körper mehr Gelenkschmiere, wodurch die Knorpel funktionstüchtig gehalten werden.

Fasten

Durch Fasten regeneriert sich der Körper und befreit sich von bösartigen Zellen. Von der Depression bis zum Asthma – selbst chronische Krankheiten können durch Essensentzug wieder verschwinden und die Stimmung steigt dabei sogar. Darüber hinaus ist „Dinner Cancelling" das wirkungsvollste Anti-Aging-Programm.

Wenn ich Revue passieren lasse, wann ich mich in meinem Leben körperlich am wohlsten gefühlt habe, dann fällt mir immer meine Studienzeit in München ein. Klar, ich war jung und so manches Zipperlein, das mich heutzutage plagt, hatte ich damals noch nicht. Aber das Wesentliche war eine aufregend neue Methode, die ich damals für mich herausgefunden hatte: das Abendessen konsequent wegzulassen. In meiner Jugend war ich immer schlank. Durch das gesellige Leben in der bayerischen Landeshauptstadt mit regelmäßigen Biergarten-Besuchen hatte ich aber einen kleinen Bauch angesetzt. Der störte mich sehr. Also beschloss ich, ab nachmittags nichts mehr zu essen. Am Anfang war das richtig hart. Regelmäßig kam gegen Abend der große Hunger. Ich fand heraus: Der beste Umgang mit ihm war, ihn einfach zu ignorieren. Dann ging er nach einer Weile von alleine weg.

Damals bewegte ich mich in der Stadt nur mit dem Fahrrad oder zu Fuß. Zwischen den Veranstaltungen an der Universität radelte ich bei schönem Wetter immer in den Englischen Garten, breitete dort meine Decke aus und las meine Fachbücher. Mit meiner neu entdeckten Methode dauerte es gar nicht lange, bis sich mein Körper wieder gestrafft hatte. Das Bäuchlein war verschwunden und meine Ausstrahlung hatte sich verändert. Ich fühlte mich großartig und meine Umgebung spiegelte mir das zurück.

Das Abendessen überlass Deinen Feinden

Chinesisches Sprichwort

**Freie Radikale –
Ursachen fürs Altern**

Die Geheimnisse des Alterns liegen in der Molekularstruktur der Zellen. Sogenannte „Freie Radikale" – aggressive chemische Partikel, die durch Umwelteinflüsse oder inneren Stress freigesetzt werden – greifen die Zellstruktur an und schädigen sie. Im Laufe der Zeit können die Reparaturmechanismen des Körpers mit den Zellschäden nicht mehr Schritt halten: Der Knochenabbau schreitet voran, Haut und Schleimhäute trocknen aus, die Haut wird faltig. So gut wie alle mit dem Alter auftretenden Krankheiten werden von Freien Radikale verursacht – vom Herzinfarkt bis zum Krebs. Wer den Alterungsprozess aufhalten möchte, der sollte darauf achten, dass in seinem Körper so wenig Freie Radikale wie möglich freigesetzt werden.

Konsequent zu bleiben ist jedoch die schwierigste aller Übungen. Nach einigen Wochen lockten abends wieder die Biergärten und ohne essen und trinken neben meinen Freunden zu sitzen, war auf die Dauer doch nicht das Meine. Also verließ ich diesen einsamen Gipfel des Wohlbefindens und begab mich wieder in die Ebene der alten Gewohnheiten. Aber das energiestrotzende Gefühl von damals habe ich nie mehr vergessen.

Dinner Cancelling – Verzicht aufs Abendessen

Später, als ich dann schon Journalistin war, fand ich heraus, dass der Verzicht auf das Abendessen sogar einen Namen hat. „Dinner Cancelling" wurde er in den 1990er Jahren getauft und einer der größten Verfechter dieses Lebensstil war Professor Dr. Johannes Huber, Leiter der Abteilung für gynäkologische Endokrinologie an der Universität für Frauenheilkunde in Wien. Mit seinem Ratgeber „Länger leben, später altern", war er der Vorreiter der Anti-Aging-Therapie. Sein einfachster Tipp um vital und gesund zu bleiben, lautet: Reduktion der Kalorien. Denn dadurch lässt sich die Bildung sogenannter „Freier Radikale" nachts sehr reduzieren. Aus diesem Grund führten Professor Huber und seine Kollegen an der Universitäts-Klinik in Wien das „Dinner Cancelling-Programm" ein. „Die Methode ist billig und äußerst effektiv, allerdings wegen der Härte der Durchführung nur einer kleinen Elite vorbehalten", schreibt Huber in seinem Buch.

„Das Abendessen wegzulassen hat Folgen, deren prompte Auswirkungen schon am nächsten Morgen im Spiegel bewundert werden können: Das Gesicht ist frisch, die Haut glatt und der Teint makellos", weiß die Kölner Frauenärztin Barbara Fervers-Schorre aus Erfahrung. Tatsächlich kommen durch den Verzicht aufs Abendessen wichtige Mechanismen in Gang. Das Großreinemachen des Körpers beginnt.

Was im Körper durchs Fasten passiert

„Tatsächlich passieren durch den Verzicht auf die Abendmahlzeit im Körper gewaltige Umstürze", schreibt Professor Huber. Nach seiner Ansicht besteht die einzige „hundertprozentige Möglichkeit, das Leben zu verlängern", im Kalorienverzicht. Denn in jedem Körper gibt es auch bösartige Zellen, die aber meistens vom Immunsystem erkannt und zerstört werden. Manchmal schlummern diese bösartigen Zellen im Körper unerkannt und werden dann durch Stress mobilisiert. Kalorienzufuhr über das Maß der benötigten Energie hinaus mobilisiert Freie Radikale und die wiederum können bösartige Zellen aus der Reserve locken.

Bösartigen Zellen wird die Nahrung entzogen

Beim Energiespar-Programm durch Dinner-Cancelling werden hingegen Zellen abgestoßen, die der Körper nicht mehr benötigt. „Es ist bis heute unklar, warum der menschliche Organismus in Hungerzuständen zuallererst die bösartigen Zellen zum Tode verurteilt", so Huber. „Mit einer zielsicheren Beharrlichkeit entzieht der Körper immer dann, wenn er hungert, vorweg den Krebszellen jede Nahrung." Die Wissenschaft nennt diesen Vorgang des programmierten Zelltods „Apoptose". Und wie die Erfahrung zeigt, lässt sich dieser Tod bösartiger Zellen durch Kalorienreduktion auslösen.

Der Mensch ist aufs Fasten programmiert

Nie zuvor hatte der Mensch so viel Nahrung zur Verfügung wie heute. Dabei ist der Körper von der Evolution her auf gelegentlichen Hunger konditioniert. Es gab immer wieder Phasen, in denen der Mensch mit nur wenig Nahrung auskommen musste: Weil die Ernte schlecht war, die Nahrungsvorräte verdorben waren oder weil es im Frühjahr lange dauerte, bis endlich wieder frische Lebensmittel zur Verfügung standen. Heute können wir das ganze Jahr über aus einer Fülle von Lebensmitteln wählen – mit der Völlerei kommt der Körper nur schlecht klar, was die vielen Zivilisationskrankheiten zeigen.

Oxidativen Stress reduzieren

Oxidation ist nichts anderes als der Vorgang, den wir Rosten nennen. Im Mittelpunkt stehen „Freie Radikale", aggressive Moleküle, denen auf ihrer Elektronenhülle ein Elektron fehlt. Um wieder vollständig zu werden, versuchen sie, das fehlende Elementarteilchen einer anderen Verbindung zu entreißen. So kommt es zu Kettenreaktionen, die Zellen und Gewebe schädigen. Die Häufung derartiger Schäden führt zu degenerativen Veränderungen. Durch den Verzicht auf Essen lässt sich die Freisetzung Freier Radikale bremsen.

Kräutertee gegen Hunger

Professor Huber kennt die Macht der Gewohnheit und das für viele Menschen „horrible Erlebnis" des Hunger-Gefühls. Als Strategie gegen das Hungergefühl rät er, den Magen mit warmem Kräutertee zu füllen, solange er die Hungerbotschaft dem Gehirn noch nicht gemeldet hat. Am besten zwei Stunden vor der gewohnten Abendessenszeit zwei Tassen Kräutertee trinken, danach jede Stunde eine Tasse Kräutertee oder immer dann, wenn sich das Hungergefühl wieder einstellt. Durch die Flüssigkeitszufuhr wird der Magen überlistet und durch die Wärme beruhigt.

Bildung von Melatonin und Wachstumshormonen

Fürs abendliche Fasten sprechen aber auch noch andere Gründe. Denn bei verminderter Kalorien-Zufuhr bildet der Körper Melatonin und Wachstumshormone – nachgewiesene Faktoren für das Jungbleiben und gegen das Altwerden. Professor Huber erklärt das so: „Das Wachstumshormon der Hirnanhangdrüse unterliegt einem sogenannten zirkadianen Rhythmus – es wird also während des Tages und während der Nacht in unterschiedlichen Konzentrationen synthetisiert. Kurz nach Mitternacht setzt der Körper die größten Mengen an Wachstumshormon frei. Mit diesem Potenzial werden Reparaturen vorgenommen und der Körper für den folgenden Tag gerüstet. Eine kalorienreiche Abendmahlzeit verringert die Freisetzung dieses Hormons. Ist der Magen leer, können die nächtlichen Hormonspitzen noch vermehrt werden."

Ähnlich verhält es sich beim Melatonin, das von der Zirbeldrüse im Gehirn in der Nacht in großen Mengen produziert wird. Wie wir im Kapitel „Sonne tanken" erfahren haben, gerät bei vielen Menschen die Melatonin-Produktion aus dem Takt. Neben einem ausgeprägten Tag-Nacht-Rhythmus ist ein leerer Magen eine weitere Möglichkeit, die Melatonin-Produktion anzuregen. Melatonin hat die Aufgabe, nachts die Körpersysteme ruhigzulegen, so dass diese während der Nacht regeneriert werden können.

Soziale Grenzen des Dinner Cancellings

Als Mann der Praxis kennt Professor Huber natürlich auch die Grenzen seiner Dinner Cancelling-Methode und die sind vor allem sozialer Natur. „Viele Menschen – auch sehr viele Mitglieder ein und derselben Familie – arbeiten tagsüber und kommen erst beim gemeinsamen Abendessen zusammen. Eine rigorose Exekution des Dinner Cancelling-Konzeptes könnte also zu einer unsozialen Lebenskomponente werden. Was nützt dann eine blendende Gesundheit, wenn die Familie an eben dieser scheitert?", so fragt er.

Aber er hat auch dafür pragmatische Lösungen zu bieten. So schlägt er beispielsweise vor, am Wochenende gemeinsame Mittagsmahlzeiten zu zelebrieren und dafür das Abendessen ausfallen zu lassen. Nach meiner Erfahrung ist es für alle Beteiligten eine pragmatische Methode, etwas später als sonst ausgiebig zu frühstücken und dann am frühen bis mittleren Nachmittag eine schöne Familienmahlzeit zu veranstalten. Für mich als Managerin der Küche ist das wunderbar: Dann gibt es am Wochenende nämlich nur noch zwei Mahlzeiten und ich spare mir die Arbeit für eine dritte. Die Erwachsenen, die gerne Dinner Cancelling betreiben, können sich am Abend in Standhaftigkeit üben, die Jungs, die eigentlich immer Hunger haben, dürfen sich selbst am Kühlschrank bedienen. Damit sind meiner Erfahrung nach alle Beteiligten zufrieden. Unter der Woche praktiziere ich Dinner Cancelling, indem ich für die Kinder Pfannkuchen backe. Meine Kinder lieben Pfannkuchen, ich hingegen nicht. Das hat für mich den Vorteil, dass ich dann ohne Reue an Pfannkuchen-Tagen aufs Abendessen verzichten kann.

Lieber manchmal als gar nicht

Schon zwei kalorienfreie Abende entsprechen nach Berechnung von Professor Huber einer 29-prozentigen Erfüllung des Cancelling-Konzepts. „100 Prozent wären besser – ein Drittel erhöht aber die Lebenserwartung schon gewaltig", lautet sein Tipp. Der Lohn der Entsagung: Wer zwei Mal pro Woche am Abend nichts isst, freut sich schon bald auf den morgendlichen Waagen-Check. Und wer jeden Abend Dinner Cancelling betreibt, erreicht schon sehr bald sein Idealgewicht. Auch der Körper gewöhnt sich schnell ans Fasten und sendet dann keine Hungersignale mehr aus. „Und schon bald wird mit freudigem Staunen vermerkt, wie sehr das Immunsystem gestärkt und der gesamte Allgemeinzustand verbessert wird. Der Körper startet also mit diesem Konzept komplett neu durch", so Huber.

Von der Zucker- zur Fettverbrennung

Beim Fasten wird der Körper von der Zucker- auf Fettverbrennung umgestellt. Zunächst werden die leicht zugänglichen Glykogen-depots aus Leber, Nieren und Muskeln mobilisiert, um den Energiebedarf des Organismus zu decken. Diese schnell zur Verfügung stehenden Energiereserven halten etwa einen Tag. Der Grundumsatz des Kör-pers wird gedrosselt, die Energieversorgung des Körpers wird mehr und mehr auf Fettverbren-nung umgestellt. Weil die Mobilisierung der Fettreserven langsam verläuft, zieht der Körper zwischenzeitlich auch Eiweiß für seine Bedarfs-deckung heran. Von der dritten Woche an deckt der Organismus seinen Energiebedarf fast nur aus Fett.

Die Fünf-Stunden-Regel

Immer mal wieder fallen mir die Ergebnisse meiner früheren Recher-chen in die Hände und das motiviert mich, die mir einleuchtenden Methoden konsequenter als sonst umzusetzen. In meinen Essensge-wohnheiten haben vor allem zwei Regeln Spuren hinterlassen: So oft wie möglich das Abendessen ausfallen zu lassen sowie die „Fünf-Stunden-Regel". Ernährungsexperten wie Dr. Wolf Funfack, der Begründer der „Metabolic Balance"-Methode, raten dazu, zwischen den Mahlzeiten fünf Stunden lang konsequent nichts zu essen, damit die Bauchspeicheldrüse regelmäßig zur Ruhe kommen kann.

Auch wenn diese Regel anders lautet als die Empfehlungen der Deutschen Gesellschaft für Ernährung (diese plädiert für fünf klei-nere Mahlzeiten über den Tag verteilt), so habe ich die Erfahrung gemacht, dass für mich die Fünf-Stunden-Regel gut ist. Auftauchen-de Hungergefühle lassen sich in dieser Zeit gut ignorieren. Außer-dem hält die Fünf-Stunden-Regel mich davon ab, schnell verfüg-baren Junk food wie Schokoriegel, süßes Gebäck oder sonstiges Gift für die Figur unkontrolliert in mich hineinzustopfen. Und gera-de bei Computer-Arbeit ist die Gefahr für hemmungsloses Neben-bei-Essen groß.

Fasten wissenschaftlich untersucht

Kürzlich – bei einem Wellness-Aufenthalt – schauten meine Freundin Monika und ich einen Film an: „Fasten und Heilen", der für den Fern-sehsender Arte produziert worden war. Darin wurden medizinische Forschungsarbeiten rund ums Fasten vorgestellt. Der Film elektrisier-te mich und im Grunde war er der Auslöser dafür, nun endlich dieses Buch zu schreiben. Was das Faszinierende daran war: Endlich wurde das, was viele Kulturen schon seit Jahrtausenden praktizieren, auf eine wissenschaftliche Basis gestellt.

Der Film berichtete von der ehemaligen Sowjetunion, wo man 40 Jahre groß angelegte medizinische Studien durchgeführt hatte, um mit medizinischen Messmethoden zu untersuchen, was beim Fasten im Körper der Menschen passiert. Der Anstoß dafür waren Beobachtungen des Psychiaters Yuri Nikolayev von der Korsakov-Klinik in Moskau: Ein depressiver Patient hatte dort die Nahrung vollständig verweigert, wodurch sich dieser selbst aus der dunklen Zwangsjacke der Depression befreien konnte: „Vom 5. Tag an ließ der Negativismus nach und der Patient öffnete die Augen, am 10. Tag begann er wieder zu gehen, am 15. Tag trank er ein Glas Apfelsaft, machte einen Spaziergang und nahm wieder am gemeinschaftlichen Leben teil", so schrieb Nikolayev in seinen Aufzeichnungen. In der Folge experimentierte der Professor mit Patienten, die unter Schizophrenie, Depressionen, Phobien oder Zwangsstörungen litten und er ließ diese bis zu 40 Tage lang fasten. Die Ergebnisse waren verblüffend: Rund 8 000 Patienten behandelte Nikolayev mit der Fasten-Methode – bei mehr als 70 Prozent führte das Fasten zu einer deutlichen Verbesserung, die auch sechs Jahre später bei 47 Prozent der Patienten noch feststellbar war. Einige der Patienten konnten hinterher wieder ein normales Leben führen.

Trotz aller positiven Resultate regte sich bald Widerstand von Seiten der Wissenschaft, da man sich die Wirkungsweise des Fastens nicht erklären konnte. Wie viele andere Menschen auch, sahen die Kritiker von Nikolayev Hunger als Übel an. Im Jahr 1973 startete das sowjetische Gesundheitsministerium eine große Kampagne zur Überprüfung der Ergebnisse und beauftragte eine Reihe berühmter Wissenschaftler, darunter den Pneumologen Professor Alexey Kokosov vom Institut I.P. Pavlov in St. Petersburg (damals Leningrad) und Professor Valéry Maximov, Professor für Gastroenteologie an der Akademie der Wissenschaften. In der Folge wurden bei zehntausenden von fastenden Patienten die Sekretionen der Leber und der Bauchspeicheldrüse untersucht, der bakteriologische

Heilsamer Eiweißabbau

Die oft kritisierte Eiweißunterversorgung während des Fastens kann sogar einer der Gründe für dessen Wirksamkeit sein. Denn durch den Abbau von Proteinen während des Fastens wird auch krankhaftes Eiweiß aus dem Körper entfernt – das gesundheitsfördernde Großreinemachen beginnt.

Der Fastenpionier Dr. Otto Buchinger schreibt: „Auf Grund reicher Erfahrung dürfen wir annehmen, dass zu diesem Zweck in erster Linie Gebilde zerstört und Stoffe abgebaut werden, die im Zellenstaat eine störende, kränkelnde Rolle spielen, also etwa pathologische Ausschwitzungen, alte Schwarten, Ablagerungen, Fremdstoffe, Eitriges, Schwaches, irgendwie Belastendes."

Von der Krise zur Euphorie

Am dritten Tag des Fastens beginnt gewöhnlich die Entgiftung, die nicht selten mit krisenhaften Erscheinungen verbunden ist: mit Schwächegefühl, Übelkeit oder Kopfschmerzen, die aber normalerweise nicht länger als 24 oder 36 Stunden anhalten. Nachdem sich der Körper gereinigt hat, fällt das Fasten von Tag zu Tag leichter. Durch das Fasten werden die Sinne geschärft und es setzt so etwas wie Euphorie ein. Die Patienten gewinnen durch ihre Selbstüberwindung ein Gefühl von Freiheit und Stärke, sie fühlen sich im wahrsten Sinne des Wortes selbstbewusst.

Zustand des Darms festgehalten, der Immunstatus, Mineralstoffwechsel- und Vitaminstatus überprüft. Die russischen Forscher fanden heraus: Bei den Patienten verbesserten sich die Werte von Blutzucker, Cholesterin und Triglyceriden sowie der Insulin-Spiegel. Gleichzeitig verlangsamten sich Atmung und Herz-Rhythmus und der Blutdruck wurde gesenkt. Das Verdauungssystem wechselte in den Ruhezustand. Bei folgenden Krankheiten konstatierten die Forscher positive Effekte des Fastens: Bronchialerkrankungen, Herz-Kreislauf-Krankheiten, Magen-Darm-Erkrankungen, endokrine Erkrankungen, Erkrankungen der Verdauungsorgane, Gelenk- und Knochenerkrankungen sowie Hautkrankheiten. Die Ergebnisse dieses weltweit einzigartigen Forschungsprojekts wurden in dicken Bänden zusammengefasst, die in der Akademie der Wissenschaften immer noch auf die Übersetzung aus dem Russischen warten.

Mit dem Niedergang der alten Sowjetunion geriet dieses medizinische Wissen jedoch immer mehr in Vergessenheit. In Sibirien wird das wissenschaftliche Erbe aus der Sowjetunion jedoch weiterhin genutzt: Im Jahr 1995 startete das Sanatorium Goriachinsk am Bajkalsee, das mittlerweile mehr als 10 000 Patienten mit der Fasten-Methode behandelt hat. Die wissenschaftliche Begleitung des Fastens reicht bis ins 19. Jahrhundert zurück. Schon damals wurden dort diverse Studien zum Thema Fasten durchgeführt. Besonders umfassend sind die Arbeiten des russischen Professors Paschutin (1845 bis 1901), der als erster die physiologischen Wirkungen des Fastens untersuchte und aus wissenschaftlicher Sicht den Nutzen des Fastens für die Gesundheit begründete. In Amerika entdeckte der niedergelassene Arzt Dr. Edward Hooker Dewey (1840-1904) die medizinische Wirkung des Fastens wieder. In Deutschland machten Dr. F. X. Mayr (1875-1965) und Dr. Otto Buchinger (1878-1966) das Fasten populär.

Buchinger – der Begründer des Heilfastens

Die wohl bekanntesten Fasten-Einrichtungen in Deutschland sind die Buchinger-Kliniken, die von dem gleichnamigen Mediziner gegründet wurden. Der Arzt Dr. Otto Buchinger hatte sich mit dem Fasten Anfang des 20. Jahrhunderts selbst von Rheuma geheilt, das ihn bereits an den Rollstuhl gefesselt hatte. Überzeugt von der Heilkraft seiner Methode entwickelte er das sogenannte Heilfasten, das in den Kliniken in Bad Pyrmont und am Bodensee im großen Stil praktiziert wird. Eingeleitet wird das Buchinger Heilfasten mit sogenannten Entlastungstagen, während derer man nur leichte Kost zu sich nimmt und sich auf das bevorstehende Fasten vorbereitet. Wichtig ist im Vorfeld die Darmentleerung. Während des Fastens werden über den Tag verteilt mindestens drei Liter Flüssigkeit aufgenommen – in Form von Kräutertee, Gemüsebrühe oder Wasser. Dazu kommen moderate körperliche Betätigung und geistige Anregungen, denn Otto Buchinger war davon überzeugt, dass an der Gesundheit Körper, Geist und Seele beteiligt sind. Das Heilfasten hat sich bei chronischen Krankheiten oder Risiko-Faktoren wie Bluthochdruck, Diabetes oder Fettleibigkeit bewährt. Die Buchinger-Methode kann auch ambulant durchgeführt werden und die Menschen üben dabei zwischen einer und drei Wochen Verzicht.

Kostenloses Fasten kontra teure Medikamente

Die Medikamente gegen Rheuma, Diabetes oder Bluthochdruck sind ein weltweiter Milliardenmarkt. So wurden alleine im deutschen Gesundheitssystem im Jahr 2012 für Diabetes-Arzneien mehr als 1,6 Milliarden Euro ausgegeben. Der Verbrauch dieser Mittel hat sich zwischen 1996 und 2011 nahezu verdoppelt.

Heilfasten in der Berliner Charité

Das Heilfasten wird auch in der Berliner Charité – eine der größten Universitätskliniken Europas – eingesetzt. Seit der Jahrtausendwende werden dort Patienten mit Rheuma, metabolischem Syndrom oder Herzkrankheiten mit dieser Methode behandelt. Professor Andreas Michalsen, Inhaber der Stiftungsprofessur für Naturheilkunde der Charité Berlin, konstatiert bei den Fasten-Patienten eine Reihe von hormonellen Veränderungen, darunter einen erhöhten Spiegel

Fastenbrechen

Nach dem Fasten gleich wieder zu den alten Ernährungsgewohnheiten zurückzukehren, ist nicht nur unsinnig, sondern auch gefährlich. Deshalb heißt es nach den Fastentagen den Organismus langsam wieder auf die Produktion von Verdauungskräften einzustellen. Das geht stufenweise, die Rückkehr zum Essen erfordert viel Achtsamkeit und wird normalerweise mit einem Teller Gemüsesuppe und einem Apfel begonnen.

des Glücks-Hormons Serotonin. Auch ist bei den Patienten die Schmerzempfindlichkeit herabgesetzt und die Rezeptoren für Insulin sind sensibler. „Wenn ich jetzt Studien gemacht hätte mit einem neuen Medikament und ich hätte diese Ergebnisse, dann würde ich mit Sicherheit jeden Tag einen Telefonanruf bekommen mit Anträgen für neue Wissenschaft", so erzählt Professor Michalsen in dem Arte-Film. Doch mit Fasten ist nicht viel Geld zu machen, deshalb ist von Seiten der Pharma-Industrie kaum Forschungs-Unterstützung zu erwarten, wie das sonst in der Wissenschaft oft der Fall ist.

Und Kritiker werden nicht müde, vor den Gefahren des Fastens zu warnen. Ihre Argumente: „Beim Fasten wird der Bedarf an lebenswichtigen Nährstoffen, Vitaminen und Mineralstoffen nicht mehr gedeckt. Fehlen dem Körper Stoffe wie Aminosäuren, ist er gezwungen, die erforderlichen Eiweißbausteine aus der Muskelmasse abzubauen", warnt beispielsweise das Deutsche Kompetenzzentrum Gesundheitsförderung und Diätetik (DKGD). Muskelschwund durchs Fasten ist das Argument, das dessen Kritiker immer wieder ins Feld führen. Wissenschaftliche Beweise für einen Zusammenhang zwischen Muskelschwund und Fasten sind allerdings nicht zu finden. „Die Erfahrung zahlreicher Fastenkliniken und Fastentherapeuten zeigen klar auf: Therapeutisches Fasten kann als sicher eingeschätzt werden", so der Heilpraktiker René Gräber.

Der Wolf in der Magengrube

Doch auch bei Nicht-Medizinern ist die Angst vor dem Fasten weit verbreitet. Viele Menschen können es sich nur schwer vorstellen, freiwillig Mahlzeiten ausfallen zu lassen oder sogar einige Tage nichts zu essen. In seiner Reportage übers Fastenwandern – die ich Ihnen an dieser Stelle nicht vorenthalten möchte – beschreibt Roland Tichy seine Erfahrungen mit der Angst vor dem Hungern auf amüsante Weise. Siehe Seite 68.

Krebszellen hassen Fasten

Trotz vergleichsweise karger Fördermittel kommt die Forschung auf immer neue, sensationelle Ergebnisse in Sachen Fasten. Auf einen faszinierenden Effekt von Fasten auf Krebszellen ist kürzlich ein Forscherteam der University of Southern California in Los Angeles gestoßen: Krebszellen können sich schlechter vor Schäden durch Nährstoffmangel schützen als normales Gewebe, lautet das Fazit einer bahnbrechenden Studie, die Forscher um Valter Longo Anfang 2012 veröffentlichten. Schon vier Jahre vorher hatte der junge italienische Professor einen Artikel über Versuche veröffentlicht, wonach Mäuse, die im Vorfeld einer Chemotherapie zwischen 48 und 60 Stunden kein Fressen bekommen hatten, diese wesentlich besser vertrugen als Mäuse, die normal gefüttert worden waren.

In weiteren Experimenten mit Mäusen konnte Valter Longo zeigen, dass kurze Hungerphasen alleine bereits eine ähnlich starke krebshemmende Wirkung wie eine Chemotherapie haben. Darüber hinaus macht Fasten Krebszellen auch empfindlicher gegenüber der Chemotherapie. Der kombinierte Einsatz von Fasten und Medikamenten verbesserte den Behandlungserfolg bei unterschiedlichen Krebsformen, so schrieben die Forscher 2012 im Fachjournal „Science Translational Medicine". Normalerweise drosseln Körperzellen bei Nährstoffmangel ihren Stoffwechsel. In diesem Ruhestadium sind sie dann vor Stressfaktoren geschützt. Krebszellen hingegen sind nicht dazu in der Lage, sich an den Nährstoffmangel anzupassen und werden von der Chemotherapie viel stärker geschädigt als gesunde Körperzellen. Bei insgesamt fünf von acht Krebstypen verlangsamte sich das Wachstum und die Ausbreitung von Tumoren alleine schon dadurch, dass die Tiere zwei Tage lang hungerten. Bei einer Chemotherapie verstärkte der vollständige Nahrungsentzug vor dem Einsatz des Krebsmittels dessen Erfolg bei Haut-, Hirn- oder Brusttumoren. Bis zu 40 Prozent der Mäuse mit Neuroblastom blieben nach

Fortsetzung Seite 70

Fastenwandern – Hungrig und glücklich den Berg hinauftanzen

Am Anfang ist die Angst. Die Angst vor dem Hunger. Dieser heulende Wolf in der Magengrube.
Vor ihm flüchten alle Hoffnungen aufs Abnehmen, verdampft der Traum vom Wieder-rank-und-drah-
tig-sein-Wollen in den Schweißausbrüchen, die der Hunger treibt. Noch schnell sechs total verkohlte
Fettbratwürstchen nebst Majo-Kartoffelsalat im Speisewagen vertilgt, es soll die letzte Mahlzeit sein
vor dem Gardasee. Und dort jetzt eine Woche lang hungern und wandern? Nicht essen und körperlich mehr leisten als in den letzten 10 Jahren?

Skeptisch steige ich in Rovereto aus dem Zug. Unsicherheit auch in den Gesichtern der anderen
angehenden Hungerkünstler. Einige 300-Pfünder stehen herum, alles gestandene Unternehmer
von Format. Und einige von diesen smarten, jungen, drahtigen Fitness-Studio-Typen mit dem
klaren Killerblick über den schmalen, asketischen Wangen. Was wollen die hier?

„Nicht nur um Pfunde geht es", erklärt der medizinische Wander-Leiter Dr. Udo R. Es geht um den
Kick im Kopf, Fitness fängt in der Birne an. Der Wolf in der Magengrube streckt sich bei diesem
Wort, räkelt sich. Die Tour für morgen wird festgelegt – erst Boot, dann Wanderung. Sechs Stunden. Am Abend noch gründliche Reinigung der Eingeweide durch Glaubersalz. Der Wolf in mir hat
so ein schiefes Grinsen um die Lefze. Am Morgen ein kurzer Dauerlauf, Gymnastik nach dem Way-
of-Life tibetanischer Mönche, mehr so sanft. Mir geht es erstaunlich gut. Dann der Spurt zurück.
Mühsam ächzt die Pumpe, es klagt der Muskel, die Sehne wimmert. Aber es läuft. Wie unter einer
Schicht Schotter wieder hervorgegraben, spüre ich die längst versenkte Lust der Jünglingszeit
hervorbrechen – losschießen wie ein Pfeil, der Wind pfeift, die Lunge pumpt sich voll, diese Kraft
zwischen dem Hosengurt. Pfeilschnell 100 Meter – immerhin ein Erfolgserlebnis. Das trägt bis zum
Frühstück: Ein Glas Molke, das ist bläulicher Hunger-Absud aus dem, was bleibt, wenn man Milch
total entkalorisiert. Und Brennnessel-Tee. Na, wenn die Mischung trägt. Erstaunlich – der Wolf
knurrt. Aber er heult nicht. Wo ist der Hunger?

Schlafender Wolf und geschärfte Sinne

Bootsfahrt über den See, weiße Felsen, Gischt, Morgensonne, blauer Himmel. Lange Wanderung
unter demselben, einen steilen Eselspfad hinauf durch die Olivenhaine, abgetrennt durch efeu-
überwucherte Mauern, immer weiter bis an den Höhenabbruch über dem weiten, blauen See.
Irgendwie ist das Sinnenerlebnis intensiver, mehr Duft, mehr Klang. Auch mehr Gestank an der
Strada. Müssen die alle Auto fahren?

Der Wolf schläft den ganzen Tag. Ob er aber in der Nacht heult? Wenn er knurrt, hier rät der Fasten-Arzt, ein Schluck aus der Wasserflasche. Aber beißen! Beißen? Man kann Wasser beißen. Abends pure Gemüsebrühe, wärmt den Magen. Ein herrlicher Duft, kaum Geschmack. Und Kopfschmerzen. Wieviel Joule hat ein Aspirin? Aber es soll normal sein, sagen die, die schon zwei Tage länger fasten. Die Schlacken, die wollen nicht raus, klammern sich fest. Ich sehe weiße, widerliche Fettklumpen in meine Blutbahnen klatschen wie fette Ratten in die Kanalisation. Der Wolf ist mindestens so müde wie ich. Zehn Stunden Tiefschlaf. Am nächsten Morgen beginnt der Tagesablauf zum Ritual zu werden. Gymnastik am See, die ersten Sonnenstrahlen lassen die Farben der Burg und die der Häuser von Malcesini erstrahlen wie eine Postkartenschönheit zur Zeit der Verhaftung Goethes dortselbst. Dann Molke, Tee, lange Wanderungen durch Olivenhaine, Wälder, verschlafene Dörfer, Städtchen. An den Piazzas steigt der Duft von Croissants und frischem Kaffee von den Tischchen auf. Aber seltsam: Ich kann geruhsam zuschauen, den Duft genießen, ohne zum brutalen Mundraub zu schreiten.

Der Wolf auf Urlaub

Überall entdecke ich plötzlich Futter-Symbole: Pizzen, elektrische Messer auf Plakaten, die Parma-Schinken absäbeln, heiße Buffets, Kaugummi-Automaten. Aber keine Lust. Und keiner schummelt, kauft heimlich Milka. Jeder kaut ehrlich seine abendliche Brühe, dazwischen Tee, Wasser, Molke, Magnesium-Tabletten als einzige Form des Genusses. Und dieses Blau, immer wieder dieses Blau des Sees. Das Paprika-Grün der Zypressen. Das Wölfchen in mir scheint auf Urlaub zu sein. Kein Knurren, Kein Heulen. Keine Hungerangst, dafür jeden Morgen dieses berauschende Gefühl, dass noch mehr Schotter weggeräumt wird, der sich über meinen Eros gewuchtet hat. Die Spurtstrecke wird jeden Tag länger, schon erreiche ich den Laternenpfahl vor dem Müllcontainer.

Donnerstag Mittag wird zum außerplanmäßigen Weihnachtsfest. Dann soll das Fasten gebrochen werden. Luxus pur, ein ganzer Apfel. Ich fingere mir ein besonders dralles Exemplar aus der Gemeinschaftstüte. Ich schleppe das runde Saftstück das längste und härteste Stück Wegs empor. Ich denke nur noch Apfel. Mir läuft das Wasser im Mund zusammen, ehrlich, keine Sprachfloskel, das gibt`s wirklich. Tiefe Enttäuschung. Der Apfel ist zu groß für mich. Mein Wölfchen ist zum zahmen Pekinesen degeneriert, vom Raubtier zum schnarchenden Fifi. Wir tanzen ins Tal. Abends Gemüsesuppe, richtige Suppe. Aber mehr? Bitte, nein. Die Waage zeigt einen Gewichtsverlust von acht Kilos in sechs Tagen. Einer rechnet vor, dass die Kosten für die Hungernummer aufgewogen werden durch die reaktivierungsfähigen Anzüge. Ein leichtes Gefühl bleibt, wenn man die Schuhe bindet. *Roland Tichy*

mehreren derartigen Kombinationsbehandlungen sogar dauerhaft krebsfrei. Mit dem Medikament (Doxorubicin) allein überlebte jedoch keines der Tiere. Die Ergebnisse dieser Studie werden von naturheilkundlich orientierten Medizinern als bedeutender Durchbruch in der Krebstherapie gesehen. – Auch wenn die klinischen Studien, die prüfen sollen, ob diese Kombinationstherapie auch bei Menschen einsetzbar ist, noch nicht abgeschlossen sind. Eine Pilotstudie mit einer kleinen Gruppe von Patienten, die 72 Stunden vor einer Chemotherapie fasteten, hat mittlerweile jedoch ergeben, dass dadurch zumindest die schlimmen Nebenwirkungen einer Chemotherapie leichter zu ertragen sind.

Longos Untersuchungen gehen mittlerweile jedoch weit über die Anwendung des Fastens bei Chemotherapien hinaus. So zeigt eine im Juni 2014 veröffentlichte Studie, dass Phasen des Fastens nicht nur das Immunsystem gegen Schäden schützen, sondern das Immunsystem sogar regenerieren könnten. Dabei legten die an dem Versuch beteiligten Menschen über einen Zeitraum von sechs Monaten immer wieder Fasten-Intervalle von zwei bis vier Tagen ein. Die Forscher beobachteten, wie dabei die Anzahl der weißen Blutkörperchen zurückging und im blutbildenden System so etwas wie ein „Regenerations-Schalter" umgelegt wurde: Die Stammzellen wurden von einem Ruhezustand in einen Zustand der Erneuerung überführt. Ältere oder beschädigte Immunzellen wurden abgestoßen und neue gebildet. „Wir konnten nicht vorhersehen, dass längeres Fasten einen solch bemerkenswerten Effekt auf die Regeneration der Stammzellen des blutbildenden Systems haben könnte", wertet Valter Longo die Ergebnisse. Die Forscher gehen davon aus, dass diese Effekte der Regeneration nicht nur das Immunsystem betreffen, sondern auch viele andere Systeme und Organe im Menschen. In den Labors der University of Southern California laufen mittlerweile weitere Versuche, die das Fasten in Hinblick auf die Regeneration von Stammzellen untersuchen sollen. Longo selbst hat bereits seine persönlichen

Schlüsse aus seinen Forschungsergebnissen gezogen, wie amerikanische Medien berichten. So soll er nur noch einmal am Tag etwas essen, gemäß der Theorie, dass unsere menschlichen Vorfahren bei einer Hunger-Diät am leistungsfähigsten waren.

Intermittierendes Fasten: Fasten für Zwischendurch

Es muss nicht gleich die ein- oder mehrwöchige Fastenkur sein. Auch andere Formen des Fastens können sehr wirkungsvoll sein, wie etwa das Dinner Cancelling oder aber kürzere Fastenperioden, die in der Fachwelt „intermittierendes Fasten" genannt werden. Der Ausdruck leitet sich vom lateinischen „intermittere" her, was so viel bedeutet wie „unterbrechen/aussetzen". Es ist eine spezielle Form von Diät, bei der in einem bestimmten Rhythmus zwischen Zeiten des normalen Essens und des Fastens gewechselt wird. Diese Form des Fastens wird in der englisch-sprachigen Fachliteratur auch „every other day diet" (EOD, „jeden zweiten Tag Diät") oder „alternate day fasting" (ADF) genannt.

Tierversuche haben schon zu Beginn des 20. Jahrhunderts gezeigt, dass sich eine Verminderung der Nahrungsaufnahme positiv auf die Lebenserwartung der Versuchstiere auswirkt. Besondere Berühmtheit erlangte ein im Jahr 1945 an der University of Chicago durchgeführter Versuch mit Ratten, der zeigte, dass Ratten, denen regelmäßig das Futter verweigert wurde, länger lebten und seltener Krebs entwickelten. Im Durchschnitt lebten die weiblichen Ratten durch den Fressens-Entzug um 15 Prozent länger und die Ratten-Männchen um 20 Prozent. Als die Wissenschaftler mit diesen Tierversuchen begannen, gingen sie ursprünglich davon aus, dass diese positiven Effekte alleine durch die Kalorien-Reduktion hervorgerufen wurden. Eine reduzierte Energieaufnahme, so die These, bedeutet

Fasten – nicht länger als 40 Tage

Studien zeigen, dass ein 1,70 Meter großer Erwachsener, der 70 kg wiegt, Fettreserven von etwa 15 kg hat. Bei einem guten Gesundheitszustand reicht das für 40 Tage.

weniger Stress für die Körperzellen. Spätere Studien konnten jedoch zeigen, dass dieses vereinfachte Erklärungsmodell offensichtlich falsch ist. In den neueren Studien, die in den 1980er Jahren durchgeführt wurden, erhielten die Versuchstiere einen Tag lang kein Futter und am nächsten Tag so viel wie sie wollten. Die Tiere konnten den „Hungertag" also am nächsten Tag durch „Vollfressen" ausgleichen. Das führte dazu, dass die immer mal wieder fastenden Tiere insgesamt kaum weniger Kalorien als die durchgängig fressenden Tiere zu sich nahmen, teilweise fraßen sie sogar unterm Strich mehr. Trotzdem lebten die Tiere mit teilweisem Nahrungsentzug deutlich länger und waren deutlich widerstandsfähiger als ihre jeden Tag gefütterten Artgenossen. Die Effekte des Nahrungsentzugs waren faszinierend: Bei Mäusen konnten Wissenschaftler im Blut geringere Spiegel an Glucose und Insulin nachweisen. Außerdem war ihr Blutdruck deutlich niedriger und die Neuronen im Gehirn der Tiere waren widerstandsfähiger gegen Stress. Darüber hinaus bewirkte das intermittierende Fasten bei den Versuchstieren ein reduziertes Tumorwachstum und krebsbefallende Tiere lebten länger. Noch mehr: Bei Ratten wirkte das intermittierende Fasten positiv auf das Herz und die Tiere hatten ein geringeres Schlaganfall-Risiko. Auch auf die Nierenfunktion wirkte sich diese Form des Fastens positiv aus.

Aber auch bei Menschen zeigt intermittierendes Fasten positive Ergebnisse. Etwa der Ramadan, bei dem die Nahrungsaufnahme auf die Nachtstunden beschränkt ist, was letztlich eine Form von intermittierendem Fasten ist. So konnte bei praktizierenden Muslimen nach dem Fastenmonat Ramadan nachgewiesen werden, dass schädliche Cholesterin-Werte (LDL-Werte) zurückgingen und sich die Verklumpungs-Neigung von Thrombozyten ebenfalls reduzierte.

Es geht offensichtlich darum, durch das Fasten einen Schalter im Körper umzulegen. Der amerikanische Arzt Jacob Schor von der Klinik für Naturheilkunde in Denver erklärt diesen Zusammenhang folgendermaßen: Der natürliche Zustand eines jeden Organismus ist es, sozusagen ein „Couch Potato" zu sein. Ein Organismus – sei es nun Hefe oder ein menschlicher Körper – wendet normalerweise nicht mehr Energie als notwendig auf. Er produziert so wenig Enzyme wie nötig. Er mobilisiert seine Verteidigungskräfte nur dann, wenn es notwendig ist. Er wird sich nicht vor einer Hungersnot schützen, wenn er wohl genährt ist. „Organismen stehen nur dann von ihrer Couch auf, wenn sie es müssen", so der amerikanische Mediziner. Sie brauchen etwas, was sie anstachelt. Fasten weckt eingeschlafene Organismen auf und bereitet sie darauf vor, sich dem Stress zu stellen. „Der Einsatz von Stressoren, um die natürlichen Schutzmechanismen im menschlichen Körper zu stimulieren, bildet die Basis von vielen, wenn nicht allen Naturheilverfahren", ist Jacob Schor überzeugt.

Fasten in den Weltkulturen

Es war schon faszinierend: Nachdem ich die Recherche-Ergebnisse zum Thema Fasten zusammengetragen hatte, fiel mir das Buch „Fasten mit Leib und Seele" von Anselm Grün in die Hände. Darin beschreibt der bekannte Benediktiner-Pater die Fastenpraxis der frühen Kirche und es bestätigte sich, dass man schon früher auch beim Fasten den Gesundheitsnutzen und die Grenzen des Machbaren sehr wohl kannte. Und man entwickelte pragmatische Methoden, um die segensreichen Effekte des Fastens ins Leben der Menschen zu integrieren. 40 Tage lang fastete beispielsweise Jesus in der Wüste – gerade so lange, bis das Fasten ins Gesundheitsschädliche umschwenkt. Allerdings hat das Christentum das Fasten nicht erfunden, sondern die Praxis des Judentums und die Erfahrungen der griechisch-römischen Welt übernommen und weiterentwickelt. So galt es beispielsweise bei den Juden als Zeichen der Frömmigkeit, zweimal in der Woche – am Montag und am Donnerstag – zu fasten. Die frühe

Fasten – das älteste Heilmittel

„Fasten ist so alt wie die Völker der Erde", schreibt Dr. Otto Buchinger in seinem berühmten Buch „Heilfasten". Zeugnisse für Fasten finden sich in allen Kulturen, Religionen und Epochen. Der legendäre Heilkundige Paracelsus verordnete im 16. Jahrhundert Fasten bei vielen Leiden. Mit dem Verschwinden der religiösen Praktiken aus dem Alltagsleben änderte sich auch die Fastenkultur in Europa. Das Fasten war im Industriezeitalter, in dem nur der schnelle Erfolg etwas zählte, nicht mehr zeitgemäß.

Kirche übernimmt diese Übung, erklärt aber in Erinnerung an den Leidensweg von Jesus den Mittwoch und Freitag als Fastentag. Letztlich entspricht dies dem oben beschriebenen „intermittierenden Fasten". Allerdings ist davon in der heutigen Zeit nicht mehr viel übrig geblieben, außer dass man am Freitag eher Fisch statt Fleisch isst.

Die griechischen Philosophenschulen setzten hohe Erwartungen ins Fasten, nämlich Schutz vor Krankheiten, Reinigung des Geistes, innere Zufriedenheit, Freiheit und Glück. Für die Stoiker bestand das höchste Ziel des Lebens in der eudaimonia, in dem Glück der inneren Freiheit, das nicht durch Emotionen und irrationale Motivationen getrübt ist. Die Askese nahm bei der Stoa einen breiten Raum ein, denn das Fasten war auf dem Weg zur inneren Freiheit ein bewährtes Mittel. In der Tradition der antiken Philosophenschulen beschreiben auch die Kirchenväter die positiven Wirkungen des Fastens auf Leib und Seele. „Wenn der Leib fett wird, dann wird auch die Seele fett und stumpf. Das viele Essen mindert die geistige Wachheit des Menschen. Leibliche und seelische Gesundheit bilden eine Einheit", so schreibt Anselm Grün. Auch in den großen Weltreligionen Hinduismus, Buddhismus und Taoismus kennt man das Fasten.

Beim Fasten viel trinken

In den meisten Religionen bezieht sich das Fasten auf das Nicht-Essen (nur im moslemischen Ramadan sollen die Gläubigen zwischen Sonnenaufgang und –untergang auch nicht trinken). Trinken ist nicht nur erlaubt, sondern wird von so manchen Religionen während des Fastens auch noch gefördert, wie die Tradition des Starkbier-Trinkens im katholischen Bayern zeigt. Allerdings sei dahingestellt, ob Bier beim therapeutischen Fasten das Mittel der Wahl ist. Mediziner raten zu Kräutertee oder Wasser. „So sehr zu empfehlen ist, bei der

Wer stark, gesund und jung bleiben will, sei mäßig, übe den Körper, atme reine Luft und heile sein Weh eher durch Fasten als durch Medikamente.

Hippokrates von Kos (460 bis 377 vor Chr.), griechischer Arzt, Vater der Heilkunde

Kalorienzufuhr eher sparsam zu sein, sollten bei der Flüssigkeitsaufnahme keine Grenzen gesetzt werden", so rät Professor Johannes Huber. Seiner Stoffwechselreste und seiner oft seit Jahren angehäuften Stoffwechselschlacken entledigt sich der fastende Körper durch alle Öffnungen und Poren. Wer dabei nicht genügend trinkt, kann sich im wahrsten Sinne des Wortes selbst nicht mehr riechen. Generell empfiehlt die Münchner Heilpraktikerin und Ernährungsberaterin Margret Jamin ihren Patienten, täglich mindestens zwei Liter Wasser zu trinken. Bei Diäten und Fastenkuren kann die Trink-Empfehlung sogar bis zu vier Liter betragen. „Leber, Nieren und Lunge sorgen für ein ausgeglichenes Säure-Basen-Verhältnis. Damit dies möglich ist, benötigt der Körper ausreichend reines Wasser", so erklärt Jamin. Die Hauptaufgabe des Wassers besteht darin, alle Stoffe, die im Körper gebraucht werden, zu verteilen und die Abbauprodukte, die nicht mehr verwertet werden, über die Nieren zu entsorgen. „Als gutes Maß für die Sauberkeit des Körpers hat sich die Farbe des Urins erwiesen. Je klarer der Urin, desto besser wurde der Körper entgiftet. Je dunkler der Urin, desto mehr Gift- und Abfallstoffe befinden sich noch im Körper", so Magret Jamin. Dass wir alle viel Wasser trinken sollen hat sich mittlerweile als Gesundheitsrezept in den Köpfen der Menschen verankert. Dass es aber auch eine Rolle spielt, welches Wasser wir trinken, zeige ich im nächsten Kapitel.

Durch Trinken oxidativen Stress reduzieren

Mit Substanzen, die Freie Radikale neutralisieren, lässt sich der Alterungsprozess bremsen. Dazu gehört zum Beispiel lebendiges Wasser (siehe nächstes Kapitel) oder grüner Tee. Die chinesische Tradition, nach dem Essen grünen Tee zu trinken, lässt sich mittlerweile auch wissenschaftlich begründen: Denn dieser Tee verfügt über biochemische Strukturen, die ihn zum wirkungsvollen Radikal-Fänger machen. Die bei der Verdauung entweichenden Freien Radikale werden vom grünen Tee wie mit einem Netz eingefangen und deaktiviert.

Lebendiges Wasser trinken

Der Mensch besteht zu mehr als zwei Dritteln aus Wasser und die Qualität des getrunkenen Wassers hat großen Einfluss auf unsere Gesundheit. Lebendiges Wasser dringt in die kleinsten Körperzellen, versorgt sie mit Nährstoffen und transportiert Schadstoffe ab. Quellen mit lebendigem Wasser sprudeln in der Natur an vielen Orten.

Wie vieles im Leben begann mein Interesse an lebendigem Wasser mit einem Zufall. Wir hatten einen Winterspaziergang unternommen und am tief verschneiten Thumsee – malerisch zwischen Inzell und Bad Reichenhall gelegen – eine Runde gedreht. Danach war uns kalt und wir sehnten uns nach einer Tasse heißen Kaffee. Weil alle Gasthäuser am Thumsee geschlossen hatten, kamen wir auf die Idee, ins nahe gelegene „Mauthäusl" zu fahren. Das traditionelle Wirtshaus war nach einem Brand erst vor Kurzem wieder eröffnet worden. Jetzt waren wir neugierig auf das neue Mauthäusl.

Dort kamen wir mit der Wirtin Maria Abfalter ins Gespräch, in dessen Verlauf sie uns eher beiläufig von ihrem Mann erzählte, der eine Quelle gekauft hatte und diese als Brunnenbesitzer nun betrieb. Sie holte einige Flaschen mit verschiedenen Namen – „St. Leonhardsquelle", „Mondquelle" oder „Vollmondabfüllung" – und ließ uns diese Wässer probieren. Daraufhin passierte Merkwürdiges: Das Wasser trank sich so leicht, wir bekamen immer mehr Lust, das Wasser zu trinken und im Nu standen fünf oder sechs leere Flaschen auf dem Tisch. Jeder von uns – auch die Kinder – hatte innerhalb kürzester Zeit mehr als einen Liter von dem Wasser getrunken.

„Wo eine Quelle entspringt oder ein Wasser fließt, dort sollen wir Altäre errichten und Opfer darbringen."

Lucius Annaeus Seneca, römischer Staatsmann, Naturforscher und Philosoph (um 1-65 n. Chr.)

Wenig später stieß der Wirt und Brunnenbesitzer Johann Abfalter zu unserer Runde und begann von lebendigem Wasser zu erzählen. Seine Geschichten faszinierten mich – sie waren eine Mischung aus urtümlicher Volksfrömmigkeit und modernem Heilwissen. Von lebendigem Wasser hatte ich vorher noch nie etwas gehört, aber diese Erzählungen lösten eine Kettenreaktion aus, die seither meine journalistische Neugierde immer wieder aufs Neue befördert. An diesem Tag begann ich, dem Phänomen des lebendigen Wassers nachzuspüren.

Quellen-Verehrung in allen Kulturen

Bei meiner Spurensuche entdeckte ich schnell, dass Quellen schon seit frühester Menschengeschichte verehrt werden und sich dies in vielerlei Formen zeigt. Die Römer beispielsweise ehrten die Götter der Quellen und errichteten für sie Altäre. Bei den indogermanischen Völkern schmückte man Quellen an ihren Festtagen mit Girlanden – ein Brauch, der heute noch in den prächtig geschmückten Osterbrunnen Frankens weiterlebt. Auch die Kelten kannten Rituale, um den heiligen Quellen zu huldigen. So opferten sie im Umfeld der Quellen wertvolle Waffen, Schmuck und Münzen. Das Christentum schließlich vereinnahmte systematisch diese heiligen Quellorte und baute dort Kapellen, Kirchen oder gar Dome. Der Bamberger Dom, das Straßburger Münster, St. Kunibert in Köln oder der Paderborner Dom sind allesamt auf oder an heiligen Quellen erbaut.

Die heilenden Kräfte der Quellen

Seit der Antike wissen die Menschen um die heilende Wirkung von Quellwasser – und sie nutzen dieses Wissen auch heute. So bilden sich beispielsweise in Bad Leonhardspfunzen um den aus der Römerzeit stammenden Brunnentrog oft lange Schlangen von Menschen, die das dort sprudelnde Wasser in Kanister und Flaschen abzapfen. In der nahe gelegenen St. Leonhards-Kapelle zeugen Votivtafeln, Wachsmodeln und uralte Holzkrücken von einer bedeutenden Wallfahrt, die Heilung bei Knochenbrüchen und Gelenkbeschwerden versprach.

Etwa 70 Kilometer Luftlinie davon entfernt ist die Quelle in der Almbachklamm bei Berchtesgaden zu einer Attraktion geworden. Seit 1978 bewacht eine etwa 800 Kilogramm schwere Madonna die Quelle, die drei Jahre zuvor von dem Zahnarzt Dr. Eugen Koeberle entdeckt worden war. Häufig wird im Zusammenhang mit der Almbachklamm-Quelle die Geschichte von Hagen Bönisch erzählt, der die Marien-Statue mit ganzem Körpereinsatz an ihren abgelegenen Bestimmungsort transportiert hat. Dabei soll er regelmäßig von der Quelle getrunken und sich von seinem Herzleiden kuriert haben.

Die Zeller Quelle in Ruhpolding bietet keine sakralen Sehenswürdigkeiten, dafür besticht dieses Wasser durch seine Reinheit und einen malerischen Blick auf die Berge. Im Ortsteil Meiergschwendt, etwas unscheinbar an einem Parkplatz gelegen, sprudelt das Wasser aus einer sauber gefassten Quelle. Die amtlichen Untersuchungen haben das Wasser der „Zeller Quelle" offiziell als natürliches Mineralwasser mit extrem niedrigem Natrium- und Nitratgehalt eingestuft. Deswegen ist es für die Zubereitung von Babynahrung besonders geeignet. Überdies soll das Wasser bei Hautkrankheiten wie Neurodermitis schon oft zum Einsatz gekommen sein. Von Regensburg bis Brannenburg, aber auch im nahen Österreich, hat das Wasser viele Anhänger gefunden, die regelmäßig der Quelle einen Besuch abstatten.

Die Heilkraft des Wassers des Frauenbrunnens vor dem Kloster Einsiedeln in der Schweiz zieht noch heute jährlich tausende Pilger dorthin. Es scheint so etwas wie ein Breitband-Therapeutikum zu sein: Wer aus allen 14 Rohren des Brunnens trinkt, so heißt es, bleibt sieben Jahre gesund.

Breit ist das Spektrum an Krankheiten und Befindlichkeitsstörungen, für deren Heilung Quellen bekannt sind. Es reicht von Frauenleiden bis zur Darmträgheit, von der Gicht bis zum Rheuma.

Lebendiges Wasser – was ist das?

Kulturgut lebendiges Wasser

Den Begriff des lebendigen Wassers gibt es in vielen Kulturen. In der Bibel ist lebendiges Wasser an vielen Stellen erwähnt. Und auch für die Mikwe, das rituelle Tauchbad der Juden, darf lediglich lebendiges Wasser natürlichen Ursprungs eingesetzt werden. Es darf nicht gepumpt, getragen oder geschöpft worden sein. Es gibt eine Reihe von Wasserforschern, die sich mit der Frage auseinandergesetzt haben, welche Qualitäten „Lebendigkeit" ausmachen.

Seit der ersten Begegnung im Mauthäusl bin ich immer wieder mit Johann Abfalter, dem Pionier des lebendigen Wassers, zusammengekommen, und in all diesen Jahren hat er mir von seinen Beobachtungen und von seiner großen Vision berichtet. Abfalter hat es sich zur Lebensaufgabe gemacht, bei den Menschen ein neues Bewusstsein für lebendiges Wasser zu wecken.

Als Journalistin bin ich in meiner zweiten Natur ein skeptischer Mensch. In meinen Ohren klangen die Berichte von „lebendigem Wasser" schon sehr ungewöhnlich. Deshalb habe ich vieles, was ich im Laufe der Zeit erfahren habe, mit journalistischen Methoden überprüft. Ich habe mich durch die Fachliteratur in der Deutschen Nationalbibliothek gewühlt, Gespräche mit Wissenschaftlern, Ärzten, Heilpraktikern, Wasser-Konsumenten geführt und versuche, in diesem Kapitel aus diesen Puzzlestücken ein Bild zusammenzusetzen, das zeigt, was das Besondere an lebendigem Wasser ist.

Wasser ist im wahrsten Sinne des Wortes ein unerschöpfliches Thema, und je mehr ich mich mit dem Phänomen hinter der Formel $H2_O$ beschäftige, desto tiefgründiger, unfassbarer und geheimnisvoller erscheint mir sein Wesen. Lebendiges Wasser lässt sich am besten durch das Gleichnis vom Elefanten und Blinden beschreiben:

Ein König in Jordanien versammelte einmal alle blinden Einwohner der Stadt an einem Ort. Er ließ den Versammelten einen Elefanten vorführen. Die einen ließ er den Kopf betasten. Andere durften das

Ohr berühren oder den Stoßzahn, den Rüssel, den Rumpf, den Fuß, das Hinterteil, die Schwanzhaare. Darauf fragte der König die Blinden: „Wie ist ein Elefant?" Und je nachdem, welchen Teil sie untersucht hatten, antworteten sie: „Er ist wie ein geflochtener Korb"...„Er ist wie ein Topf"...„Er ist wie eine Pflugstange"...„Er ist wie ein Speicher"...„Er ist wie ein Pfeiler"...„Er ist wie ein Mörser"...„Er ist wie ein Besen". Auch für lebendiges Wasser wird es viele unterschiedliche Beschreibungen und Wirkungen geben. Doch eines steht fest: Es vermag für die menschliche Gesundheit unendlich viel Positives bewirken. Lebendiges Wasser ist ein Spender von Energie und Wohlbefinden, ein wirksames Heilmittel gegen Beschwerden aller Art – und das ganz ohne Risiken und Nebenwirkungen.

Der Ausdruck lebendiges Wasser findet sich in keinem Lexikon. Allerdings haben eine ganze Reihe von Naturwissenschaftlern, Ärzten und Experten sehr genaue Vorstellungen, worin die besonderen Qualitäten von lebendigem Wasser bestehen.

„Wir trinken 90 Prozent unserer Krankheiten."

Louis Pasteur, französischer Naturforscher und Mediziner

Der Begründer der modernen Wasserforschung

Der legendenumwobene Wasserforscher Viktor Schauberger hat mit seinen Beobachtungen, Untersuchungen und Experimenten den Grundstein für die moderne Wasserforschung gelegt. Viktor Schauberger (1885-1958) lebte in Österreich, war Förster und ein begnadeter Beobachter der Natur. „Nur die Natur darf und kann unsere große Lehrmeisterin sein", lautete seine Devise. Wasser war für Viktor Schauberger ein lebendiges Wesen, das sich nicht mit der chemischen Formel $H2_O$ beschreiben lässt – ein Wesen, das Eingriffe in seine Natur und seine Lebensbedingungen übel nimmt.

Viktor Schauberger unterscheidet in „reifes" und „unreifes" Wasser – ähnlich wie es reife und unreife Äpfel gibt. Und so wie Men-

Informationen von Himmel und Erde

Lebendiges Wasser ist Wasser, das Gelegenheit hatte, auf seinem Weg vom Himmel zur Erde und von den Tiefen der Erde zurück zur Oberfläche wichtige Informationen aufzunehmen. Beispielsweise die Informationen der Gesteins-Schichten, durch die es geflossen ist.

schen vom Genuss unreifer Äpfel Bauchschmerzen bekommen, so ist „unreifes" Wasser nach Ansicht von Viktor Schauberger der menschlichen Gesundheit ebenfalls abträglich. Auf den Punkt gebracht: Schauberger betrachtet „unreifes Wasser" geradezu als Nährboden für krank machende Keime. „Reif" ist ein Wasser laut Schauberger dann, wenn es aus eigener Kraft aus der Tiefe nach oben zu steigen vermag. Beispiele dafür finden sich in den Bergen, wo oftmals in großen Höhen Quellen entspringen. Nach Schaubergers Erkenntnis wird dieses Aufsteigen aus eigener Kraft nicht durch mechanischen Überdruck ausgelöst – wie die Experten seiner Zeit annahmen – sondern aufgrund stofflicher Umbauvorgänge im Wasser. Für diese Umbauvorgänge braucht das Wasser seiner Ansicht nach die Aufnahmemöglichkeit bestimmter „Umbaustoffe", „Licht- und Luftabschluss", sowie bestimmte „Weglängen und Zeitspannen". So wie ein Mensch neun Monate braucht, um seine volle Lebensenergie bei der Geburt zu entfalten, so braucht auch Wasser seine Zeit, bis es seine Eigenschaften zur vollen Entwicklung gebracht hat.

„Reifes Wasser" ist nach Ansicht Schaubergers fundamental für die Gesundheit: Er gehörte zu den ersten Forschern, die sich Gedanken machten, wie man aus verbrauchtem, schalen Wasser gutes, gesundes Wasser nach den Vorgaben der Natur gewinnen könnte. Auch wenn die von ihm entwickelte „Apparatur zur Herstellung von quellwasserähnlichem Trinkwasser" nicht mehr erhalten ist, so sind doch seine Beobachtungen nachzulesen, welche Faktoren die Gesundheits-Eigenschaften von Wasser beeinträchtigen.

Was der Lebendigkeit schadet: Etwa wenn es im Sommer nicht durch Blätter und Bäume am Ufer vor zuviel Sonne geschützt wird. Fließendes Wasser kann dann beispielsweise einen „Sonnenbrand" bekommen. Ein derartiger „Sonnenbrand" macht sich beispielsweise durch verminderte „Trag- und Schleppkraft" des Wassers bemerkbar. Der Lebendigkeit von Wasser abträglich ist es auch, Bäche und Flüsse in begradigte, betonierte Flussbetten zu zwingen. Diese Freiheitsberaubung durch Unterbinden der natürlichen Fließbewegungen sieht Viktor Schauberger als Ursache für Überschwemmungen. Heute teilen Fachleute seine Meinung und es gibt mancherorts Renaturierungsprojekte. Auch der Transport in Leitungen über längere Strecken und unter hohem Druck beeinträchtigt nach Viktor Schauberger die Qualität von Wasser erheblich. Für ihn ist Wasser das Element des Lebens schlechthin, von dem Aufstieg und Fall der Kulturen geprägt sind und von dessen Qualität letztlich die Entwicklung der Menschheit abhängt.

Cluster als Qualitätskriterium

Um sich dem Wesen und den Verhaltensweisen des Wassers anzunähern, ist es hilfreich, sich mit der Struktur des Wassers auseinander zu setzen. Ein Wassermolekül – das berühmte $H2_O$, von dem jeder in der Schule gehört hat – besteht aus zwei Atomen Wasserstoff und einem Atom Sauerstoff. Das ganz Besondere des Wassermoleküls: Aufgrund seiner Eigenschaften wirkt es wie ein kleiner Magnet. Denn durch die unterschiedlich starke elektrische Ladung von Sauerstoff und Wasserstoff hat das Wasserstoff-Molekül einen negativen Pol (O-Atom) und einen positiven Pol (die beiden H-Atome), man nennt so etwas auch „Dipol". Da alle Wassermoleküle Dipole sind, ziehen sie sich gegenseitig an, ähnlich wie Magnete.

Die Seite, auf der das Sauerstoff-Teilchen sitzt, zieht die Wasserstoff-Teilchen der anderen Moleküle an, so dass sich größere Ansammlungen von $H2_O$-Molekülen bilden. Diese Ansammlungen werden Cluster genannt. In seinem Buch „Wasser und Homöopathie" schreibt der renommierte Physiker Dr. Wolfgang Ludwig, dass „im Wasser bei Zimmer-Temperatur etwa 400 Einzelmoleküle zu größeren Haufen (englisch „Cluster") vernetzt sind, also „Großmoleküle" bilden.

100 Jahre Unterschied

Für den Physiker Dr. Wolfgang Ludwig ist es ausschlaggebend, was mit Wasser im Erdreich geschieht. In Badenweiler hatte ein Arzt die Idee, das dort entspringende Heilwasser künstlich nachzubilden. Er ließ eine Analyse der Inhaltsstoffe anfertigen und löste die einzelnen Substanzen in destilliertem Wasser auf. Im Gegensatz aber zum Originalwasser, das anerkannte Heilwirkung hat, zeigte das künstlich hergestellte Wasser gleicher chemischer Zusammensetzung jedoch keinerlei positive Wirkung. Das Badenweiler Quellwasser fließt mehr als 100 Jahre unterirdisch, bevor es an die Oberfläche kommt.

Wasser als Magnet

Wasser ist eine belebte Batterie mit Plus- und Minuspol und wirkt wie ein kleiner Magnet. Dadurch hat das Wassermolekül die Fähigkeit, andere Wassermoleküle an sich zu binden und Cluster zu bilden.

Generell kann man sagen: Die Art der Cluster ist ein Ausweis für die Qualität eines Wassers. Je kleiner die Cluster-Strukturen sind, desto besser ist es für die Qualität eines Wassers. Kleine Wasser-Cluster schaffen es, in die Körperzellen einzudringen. Wie die Wissenschaft mittlerweile herausgefunden hat, gelangt Wasser über spezifische Wasserkanäle, die sogenannten „Aquaporine" ins Zellinnere (und nicht durch Osmose, wie man lange vermutete). Für diesen Nachweis erhielt der amerikanische Wissenschaftler Peter Agre im Jahr 2003 den Nobelpreis für Chemie. Große Cluster hingegen gelangen nach Aussagen des Komplementärmediziners Dr. Karl Maret gar nicht in die Zelle. Die Cluster von hochwertigem Wasser kann man sich im Grunde wie Nanoartikel vorstellen, die aufgrund ihrer Feinheit eine große Oberfläche bilden. Kleine Cluster-Strukturen sind übrigens auch eine Erklärung dafür, warum manche Quellen im Volksmund auch „Augenwasser" bezeichnet werden. Aufgrund der feinen Struktur seiner Cluster ist es diesem Wasser möglich, in die feinen Kapillare der Augen einzudringen.

Schutz vor Schadstoffen

Cluster können ganz Erstaunliches: Sie können sich beispielsweise wie ein Schutzwall um Schadstoffe legen. Das hat den Vorteil, dass diese Schadstoffe im Körper nicht viel anrichten können, da sie vom Wasser gleich wieder ausgeschwemmt werden. Die Physikerin und Wasser-Expertin Dr. Noemi Kempe hat dazu gemeinsam mit einem Institut in Graz ein interessantes Experiment angestellt: Sie verwendete in ihrem Versuch normales Leitungswasser und Wasser der Leonhardsquelle. In beiden Proben verrührte sie Nitrat. Das Salz der Salpetersäure kann im Körper krebserregende Nitrosamine bilden. Dann gab Dr. Kempe den Versuchspersonen dieses Wasser-Nitrit-Gemisch zu trinken und untersuchte anschließend ihren Urin. Die Ergebnisse waren verblüffend: Bei den Männern, die das nitrathaltige Leitungswasser getrunken hatten, verblieben die Nitrate im Körper. Bei den Männern, die das Gemisch aus Leonhardsquelle und Nitraten tranken, wurden die Nitrate mit dem Urin gleich wieder ausgespült. „Bestimmte Wässer sind dazu in der Lage, Verunreinigungen gleich wieder aus dem Körper zu spülen", kommentiert Dr. Kempe dieses Ergebnis. Übrigens sind Cluster auch die Erklärung dafür, warum sich Keime in bestimmten Wässern nicht vermehren können. Sie schließen sich wie eine Schutzhülle um den Keim – kapseln ihn praktisch ab – und „isolieren" ihn. Keime können sich dann nicht vermehren, sondern gehen sogar mit der Zeit zurück. Das ist auch die Erklärung dafür, warum lebendiges Wasser nicht ungenießbar wird, selbst wenn eine angebrochene Flasche 14 Tage in der Sonne im Auto gelegen hat.

Eine schier unglaubliche Geschichte erzählte mir Dr. Noemi Kempe bei einem Mittagessen in Graz eher beiläufig: Demnach soll es mit Lourdes-Wasser sehr schwer, wenn nicht gar unmöglich sein, jemanden zu vergiften. Der Mechanismus ist laut Dr. Kempe der gleiche wie beim Nitrat-Versuch: Die Cluster würden sich wie Schutzhüllen um die Giftstoffe legen und diese wieder aus dem Körper heraustransportieren.

Erklärungsmodell für Homöopathie

Das Modell der Wasser-Cluster liefert auch eine Erklärung, wie Homöopathie funktioniert. Experten gehen davon aus, dass sich die Cluster um die Wirkstoffe eines homöopathischen Mittels legen und davon so etwas wie einen „Formen-Abguss" erzeugen. Wird das homöopathische Mittel verdünnt und dabei kräftig geschüttelt, dann wird dieser Abdruck – ähnlich wie bei einer Druckerpresse – immer weiter multipliziert, so dass das Wasser immer stärker die Informationen der Wirkstoffe aufnimmt. Aus diesem Grund wird bei homöopathischen Mitteln die erwünschte Wirkung sogar noch verstärkt, je mehr man diese verdünnt und dabei schüttelt – auch wenn die Ursprungs-

Lourdes-Wasser

Die Quelle in dem südfranzösischen Wallfahrtsort soll Heilkräfte haben; bislang wurden in Lourdes mehr als 5 000 Heilungen gemeldet, 67 davon sind ärztlich dokumentiert. Zurück geht die Wallfahrt auf eine Marien-Erscheinung der Müllers-Tochter Bernadette Soubirous im Jahr 1858. Seither ist die Quelle Anziehungspunkt für tausende von Menschen, die sich von ihr Heilung bei allen möglichen Arten von Krankheiten und Gebrechen erhoffen.

moleküle der Wirkstoffe dabei kaum noch zu finden sind. Diese Vervielfältigung geht am besten in Wasser mit intakten Cluster-Strukturen. Deshalb macht es in der Homöopathie auch einen so großen Unterschied, welches Wasser man fürs Verschütteln verwendet. Von dieser Erfahrung berichtet die Münchner Heilpraktikerin Margret Jamin.

Im Cluster vermutet die Wissenschaft „das Gehirn" des Wassers. Denn im Cluster sind alle Voraussetzungen für einen Informationsspeicher erfüllt. Wissenschaftler gehen davon aus, dass die in einem Wassertropfen enthaltene Speicherkapazität wesentlich höher ist als die aller jemals gebauter Computer zusammen. Denn in einem Tropfen Wasser soll die unvorstellbar große Menge von etwa 10 hoch 21 Wassermolekülen enthalten sein. Doch so wie Computer sind auch die Cluster sensible Geschöpfe. Sie vertragen nur sanfte Behandlung. Beim groben Umgang mit ihnen „verkleben sie zu Klumpen", sagt der Wasser-Forscher Karl Maret. Zum groben Umgang gehören beispielsweise: das Heraufpumpen aus der Tiefe, der Transport unter hohem Druck in Leitungen oder das Pressen durch Aktivkohle-Filter.

Elektronen: Wundermittel gegen Stress

Dr. René Hirschel, Umweltmediziner aus Günzburg, beurteilt die Qualität eines Wassers nach einem weiteren Kriterium: der im Wasser enthaltenen Energie. Diese lässt sich durch die Anzahl negativ geladener Teilchen, den Elektronen, messen. Elektronen sind die wohl bekanntesten Elementarteilchen. Sie bilden die Elektronenhülle von Atomen und sind aufgrund ihrer negativen elektrischen Ladung beispielsweise für die Leitfähigkeit von Metallen verantwortlich. In freier Natur werden Elektronen vor allem am Meer und an Wasserfällen freigesetzt und ihre erhöhte Konzentration ist auch der Grund, warum sich Menschen an diesen Orten so wohl und aktiviert fühlen.

Elektronen sind Antioxidantien, denn sie wirken der Oxidation im Körper entgegen. Und Oxidation ist nichts anderes als der Vorgang, den wir als „Rosten" kennen. Die Schäden, die freie Radikale hervorrufen können, lassen sich durchaus mit den Folgen von Rost vergleichen: langsam fortschreitende Beeinträchtigungen, die bis zur Zerstörung führen können. Der amerikanische Forscher und Erfinder Dr. Patrick Flanagan ist davon überzeugt, dass der Alterungsprozess durch Schaden entsteht, den freie Radikale in unseren Zellen anrichten. Wissenschaftler wie der französische Hydrologe Professor Louis Claude Vincent sind der Meinung, dass ein Mangel an Elektronen die Bereitschaft für Viruserkrankungen und Krebs beschleunigen kann beziehungsweise erst möglich macht.

Nach Aussagen von Flanagan ist der im Wasser enthaltene Wasserstoff (H) der einzige Elektronenspender, der nicht selbst zu einem Freien Radikal wird. Deswegen eignet sich Wasser – innerlich und äußerlich angewendet – so gut als Gesundheitsmittel. Besonders viele Elektronen befinden sich beispielsweise im legendären Hunza-Wasser aus Pakistan, das der dortigen Bevölkerung zu einer deutlich erhöhten Lebenserwartung verhilft.

Was Wasser gesund macht oder die Erkenntnisse von Louis Claude Vincent

Wie wichtig der Anteil der Elektronen für die Gesundheitseffekte eines Wassers ist, das konnte Professor Louis Claude Vincent anhand von großangelegten Reihenuntersuchungen belegen. Der französische Hydrologe beobachtete seit Anfang der 1940er Jahre, dass in manchen Städten die Menschen kränklich, energielos und anfällig für Erkältungen waren, wohingegen sich die Menschen in anderen Städten wesentlich kräftiger und gesünder zeigten. Er ging davon aus, dass die Wasserqualität dabei eine wesentliche Rolle spielt und

Elektronenkaskade

Alle Antioxidantien haben eine Sache gemeinsam: Sie können Elektronen einfacher abgeben als unsere Zellen. Aber manchmal werden sie nach dieser Abgabe selbst zu einem freien Radikal. Beispiel Vitamin C: Durch den durch Krankheit erhöhten Elektronenhunger des Körpers werden dem Vitamin C so viele Elektronen entzogen, dass es selbst zum freien Radikal wird. Es „stiehlt" sich von anderen Antioxidantien wie Vitamin E ein Elektron und anschließend wird auch dieses zum freien Radikal. Dieser Prozess wird „Elektronenkaskade" genannt.

Louis Claude Vincent

Der französische For-
scher und Hydrologe
Louis Claude Vincent
erforschte Mitte des
20. Jahrhunderts die
Wasserqualität in Frank-
reich. Er stellte fest, dass
die Lebenserwartung der
Menschen innerhalb von
30 Jahren fast überall
gesunken, in einer Stadt
jedoch deutlich angestie-
gen war: in Volvic. Von
dort stammt das bekann-
te Volvic-Wasser.

begann, diese mit der Gesundheitsstatistik zu vergleichen. Sein Verdacht bestätigte sich. In jahrzehntelanger Beschäftigung mit der Frage, was Wasser gesund macht, fand er drei wesentliche Punkte, mit
denen sich nach seinen Erkenntnissen die Qualität eines Wassers
beschreiben lässt: den pH-Wert, das Redoxpotential (der Anteil freier
Elektronen) sowie der spezifische Widerstand, der den Gehalt an
Mineralien beziehungsweise Schadstoffen im Wasser anzeigt.

In seinen langjährigen Untersuchungen gelang es Vincent zu
belegen, dass Krankheit und Sterblichkeit mit dem Widerstand des
getrunkenen Wassers zusammenhingen. Je niedriger der Widerstand
(sprich: je mehr Mineralien oder Schadstoffe darin gelöst sind), desto
ungünstiger. Nach seinen Reihenuntersuchungen stellte er fest, dass
in Regionen mit hartem, mineral- und schadstoffhaltigem Trinkwasser die Erkrankungs- und Sterberate oft mehr als doppelt so hoch war
wie in Gegenden mit weichem, mineral- und schadstoffarmem Trinkwasser. Als Negativ-Beispiele mit stark kalkhaltigem Wasser benannte
Vincent die französischen Städte Roubaix, Mulhouse oder Lille. Dort
lag die Sterblichkeit wesentlich höher als in Städten, deren Trinkwasser nur wenig gelöste Stoffe enthält. Die Aussagen Vincents genießen
heute unter den Wasser-Experten immer noch hohes Ansehen.

Die Formel für gesundes Wasser
(nach Louis Claude Vincent)

- pH-Wert: zwischen 6,5 und 6,8 (leicht sauer)
- Redoxpotenzial: Gutes Wasser hat rund 400 Millivolt
- Elektrischer Leitwert kleiner 165 Mikrosiemens beziehungsweise spezifischer Widerstand größer 6 000 Ohm

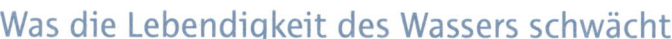

Was die Lebendigkeit des Wassers schwächt

In der heutigen Zeit hat das Wasser, das die Verbraucher geliefert bekommen, in den meisten Fällen viel von seiner ursprünglichen Lebendigkeit eingebüßt. Die Verfahren, mit denen die Wasserwerke das Wasser aufbereiten, schwächen nach Meinung der Wasserforscher dessen Lebendigkeit ebenso wie der lange Leitungstransport von der Entnahmestelle bis zum häuslichen Wasserhahn. Auch die herkömmlichen Abfüllmethoden von Mineralwasserherstellern – von der Entgasung bis hin zur Ozonierung – sind der Lebendigkeit abträglich.

Ein großes Problem sind auch die häufig verwendeten Plastikflaschen aus Polyethylenterephthalat – kurz PET. Sie sind zwar wesentlich leichter als Glas und dazu auch noch bruchfest, für diesen Komfort müssen die Verbraucher aber Gesundheitsrisiken und Geschmacksverlust in Kauf nehmen. Denn Wasser, das in PET-Flaschen abgefüllt ist, wies bei Untersuchungen bis zu 30-mal höhere Antimon-Werte auf als Wasser in Glasflaschen. Antimon ist ein toxisches Schwermetall, das ähnlich giftig wie Arsen ist und bei der Produktion von PET-Flaschen eingesetzt wird. Außerdem stehen PET-Flaschen unter dem Verdacht, Hormone durch Weichmacher abzugeben. Forscher der Uni Frankfurt fanden heraus, dass Mineralwasser aus Plastikflaschen eine deutlich höhere Konzentration an hormonähnlichen Substanzen enthält wie das aus Glasflaschen. Insgesamt war das Wasser aus PET-Flaschen etwa doppelt so hoch östrogen-belastet als das aus Glasflaschen. „Wir werden in unserem Alltag mit so vielen hormonell belasteten Stoffen bombardiert, dass wir sie vermeiden sollten, wo wir können", rät Prof. Andreas Kortenkamp vom Zentrum für Toxikologie an der School of Pharmacy, Uni London.

„Generell kann man sagen: Intensive Behandlung zerstört die Lebendigkeit eines Wassers", so Dr. René Hirschel. Das hat weitreichende Auswirkungen auf die Gesundheitseffekte eines Wassers.

Finger weg von PET-Flaschen

Menschen können über Getränke aus PET-Flaschen Weichmachergifte und Nervengifte aufnehmen. Diese Gifte können unter anderem Leber und Herz schädigen und können sich durch Kopfschmerz, Verdauungsstörungen, Allergien und Magenkrankheiten äußern. Ein weiteres Problem sind hormonähnliche Substanzen, die im Tierversuch zur Verweiblichung von Schnecken führten. Weichmacher lassen sich herausschmecken: durch einen dumpfbitteren Nachgeschmack. (Wer mehr zu dem Thema lesen möchte, der findet dazu Beiträge auf der Internetseite www.quell-online.de unter dem Stichwort „PET").

Denn eine seiner zentralen Aufgaben ist es, Schadstoffe aus dem Körper herauszutransportieren – und diese Fähigkeiten als Lösungsmittel gehen mit zunehmender Behandlung immer mehr verloren. „Lebendiges Wasser schwemmt aus, totes Wasser lagert ein", beobachtet Dr. Hirschel immer wieder.

Der amerikanische Wissenschaftler Alex Carrel vertritt die Ansicht, das Geheimnis des Lebens sei es, Nährstoffe zu den Zellen und Giftstoffe aus den Zellen heraus zu transportieren. Er gewann den Nobelpreis, weil es ihm gelang, die Zellen eines Hühnerherzens etwa 37 Jahre lang am Leben zu halten. Wenn jemand aus irgendeinem Grund keine Nährstoffe in die Zellen und Giftstoffe heraustransportieren kann, stirbt er an seinen eigenen Stoffwechselprodukten. Lebendiges Wasser ist damit im wahrsten Sinne des Wortes das Lebensmittel Nummer eins.

Warum wir viel lebendiges Wasser brauchen

„Im Grunde sind wir wandelnde Wassersäcke", beschreibt die Heilpraktikerin Margret Jamin die Tatsache, dass der menschliche Körper bis zu zwei Dritteln aus Wasser besteht. Der Wasser-Anteil des Auges beträgt sogar 98 Prozent, der des Gehirns bis zu 90 Prozent. Weniger Wasser im Körper zu haben, hat fatale Folgen: Bei einem Verlust von mehr als 0,5 Prozent des Körpergewichts stellt sich Durst ein. Ein Verlust von mehr als zwei Prozent des Körpergewichts führt zu verminderter körperlicher und geistiger Leistungsfähigkeit. Doch betroffen ist nicht nur das Gehirn: Aufgrund einer gedrosselten Wasserzufuhr werden sämtliche Körperfunktionen heruntergefahren und die Zellaktivitäten verlangsamen sich. Weniger Energie wird freigesetzt, was wiederum Müdigkeit und Gereiztheit zur Folge haben kann. Eine ausreichende Versorgung mit Wasser hingegen kurbelt die Stoffwechselprozesse an und setzt Energien frei.

**Schnelltest:
Hat Ihre Haut genug Feuchtigkeit?**

Wenn Sie wissen möchten, ob Ihre Haut über genügend Feuchtigkeit verfügt, dann machen Sie den „Handrücken-Test". Kneifen Sie mit Daumen und Zeigefinger einmal richtig die Haut – und lassen sie dann wieder los. Wenn die Haut sich sofort zurückzieht und keine Falten zu sehen sind, ist Ihr Wasserhaushalt in Ordnung. Dauert es länger, bis sich etwaige Falten glätten, dann sollten Sie zur Soforthilfe greifen und mindestens einen halben Liter Wasser trinken – und natürlich auch langfristig Ihren Wasserkonsum erhöhen.

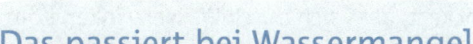

Das passiert bei Wassermangel

- 0,5 Prozent des Körpergewichts: Durst
- 2 Prozent verminderte körperliche und geistige Leistungsfähigkeit
- 10 Prozent Verwirrtheitszustände
- 20 Prozent Tod durch Nieren- und Kreislaufversagen

Wasser und Denken hängen zusammen

Wasser bringt die Gedanken zum Fließen, fördert Konzentration und Auffassungsgabe. Ob in der Schule, im Büro oder im Seniorenheim: Menschen jeden Alters profitieren davon, wenn sie ihre grauen Zellen durch Wassertrinken fit halten. Die Erfahrungen der Vaihinger Heilpraktikerin Ilona Schneider klingen verblüffend und dennoch bestätigen sie sich immer wieder: Schüler, die regelmäßig während des Unterrichts Wasser trinken, können ihre Resultate deutlich verbessern. Eine Note und mehr beträgt ihrer Meinung nach der Unterschied, der sich durch das Trinken von einem bis zwei Gläsern lebendigen Wassers vor Schularbeiten erzielen lässt.

Wie eng Denkleistungen und Wassertrinken zusammenhängen, beschreibt auch der persische Arzt und Autor Dr. Fereydoon Batmanghelidj. Er wies nach, dass Kinder ihre Schulleistungen deutlich steigern, wenn sie ausreichend Wasser trinken. Ist das nicht der Fall, wird das Blut dickflüssiger und transportiert weniger Sauerstoff in das Gehirn.

Das körpereigene Frühwarnsystem

Gerade bei Kindern ist das körpereigene Frühwarnsystem bei Wassermangel noch ausgeprägt: Sie haben häufig Durst. Umso erschreckender ist es, dass Kinder während des Unterrichts oft ihrem Durstgefühl nicht nachgehen dürfen. Während in den Schulen

Industrieprodukt Tafelwasser

So manches Wasser, das in Geschäften oder Restaurants als „Tafelwasser" angeboten wird, ist in Wirklichkeit stark verarbeitetes Leitungswasser: Im ersten Schritt werden dem Leitungswasser per Umkehr-Osmose alle Mineralstoffe entzogen. Anschließend werden Mineralstoffe nach einer bestimmten Formel wieder künstlich zugesetzt, so dass dieses Wasser weltweit immer gleich schmeckt.

langsam das Wissen einsickert, dass sich durch Wassertrinken Konzentrationsfähigkeit und Gedächtnis steigern lassen, gibt es am anderen Ende des Lebens einen Bereich, der in dieser Hinsicht sträflich vernachlässigt wird: Altersheime. Mit zunehmendem Alter lässt das Durstgefühl nach; alte Menschen trocknen mehr und mehr aus, was sich unter anderem durch Demenzerscheinungen bemerkbar macht.

Davon berichtet auch Dr. Noemi Kempe. Im Altersheim der Barmherzigen Schwestern in Graz ließ die Wasser-Forscherin an die zum Teil in ihrer Hirnfunktion beeinträchtigten alten Menschen lebendiges Wasser ausschenken. Auch wenn die alten Menschen nur ein Glas täglich davon tranken, stellte sich eine deutliche Besserung ihrer Befindlichkeit und ihres geistigen Zustands ein: Ihre Verwirrtheit ging deutlich zurück. Dr. Kempe weiß aus Erfahrung, dass Wassermangel ein wichtiger Grund für den oftmals schlechten Gesundheitszustand alter Menschen ist. „Manche Menschen vertrocknen ganz einfach", sagt Dr. Kempe. In diesen Fällen ist es generell hilfreich, überhaupt Wasser zu trinken, auch wenn die Wasserqualität vielleicht gar nicht so gut ist. Wesentlich besser ist es noch, lebendiges Wasser zu trinken.

Quellen der Gesundheit – Lebendiges Wasser

Engagierte und mutige Wissenschaftler beschäftigen sich seit Jahren mit dem Thema Wasser als Heilmittel der Zukunft. Mediziner, Biologen, Physiker, Chemiker, Psychologen, sowie Menschen, die zu Pionieren und Visionären geworden sind, kommen jedes Jahr im niederbayerischen Kurort Bad Füssing zusammen, um aktuelle Ergebnisse in Sachen lebendiges Wasser zu diskutieren. Vom lebendigen Wasser als Mittel in der Krebstherapie bis hin zur „Endothel-Pflege" ist das Spektrum groß.

Wasser in der Krebstherapie

Dr. Axel Weber blickt in der ganzheitlichen Krebstherapie auf jahrzehntelange Erfahrung zurück, doch die Erfolge, die er mit dem Einsatz von lebendigem Wasser in seiner Klinik derzeit erzielt, erstaunen den Chirurgen immer wieder. Zwar hatte er als Oberarzt des legendären Krebsarztes Julius Hackethal die sanften Methoden der Ganzheitsmedizin schätzen gelernt, doch was die individuelle Anwendung von lebendigem Wasser zu bewirken vermag, hatte der Leiter der Klinik Marinus am Stein im oberbayerischen Brannenburg „nicht erwartet". Die Experimente mit lebendigem Wasser begannen in der Klinik Marinus am Stein im Jahr 2010. Ausgangspunkt war die Vermutung, dass lebendiges Wasser im Körper freie Radikale senken kann. Gerade in Tumorpatienten kursieren besonders viele freie Radikale, da der Körper bei fortschreitendem Krebs selbst toxische Stoffe erzeugt, die die alltägliche Flut an freien Radikalen noch verstärken.

Mehr als 360 Tumorpatienten der Klinik Marinus am Stein wurden mittlerweile zwei Wochen lang zweimal täglich auf ihre Belastung mit freien Radikale hin untersucht (mit dem Gerät FORM-CR 2000 Free-Oxygen-Radical Monitor). Dabei erhielten die Patienten unterschiedliche Radikalfänger wie Vitamin C, Selen oder Wasser verabreicht. Das frappierende Ergebnis: Nur durch das Trinken von lebendigem Wasser ging die Belastung an freien Radikale von „starkem oxidativen Stress" auf „normale Werte" zurück. „Alleine durch die Anwendung von lebendigem Wasser lässt sich ein sehr gutes Ergebnis zur Senkung der freien Radikale erzielen", wertet die Ärztin Dr. Kirsten Deutschländer dieses Ergebnis auf dem 3. Wassersymposium in Bad Füssing. Folgestudien sind derzeit in Vorbereitung.

Freier Fluss in den Adern

Dr. med. Rainer Pawelke, Facharzt für Innere Medizin, Naturheilverfahren, Sportmedizin und Endothelmedizin aus Brannenburg

Freie Radikale: an mehr als 50 Krankheiten beteiligt

Freie Radikale werden mit der Entstehung von mehr als 50 Krankheiten – wie etwa Krebs, Diabetes, Demenz oder Rheuma – in Verbindung gebracht. Die freien Radikale entstehen bei einer Vielzahl von Stoffwechselvorgängen, aber auch durch äußere Einflüsse: Luftschadstoffe, Pestizide, Schwermetalle, UV-Licht und Ozon sind einige der Faktoren. Auch Negativstress, Rauchen, Alkoholkonsum oder Medikamente tragen zur vermehrten Entstehung von freien Radikale bei. Lebendiges Wasser wirkt als biologisches Rostschutzmittel, wie die Untersuchungen der Klinik Marinus am Stein belegen.

Chemiecocktail Leitungswasser

Für 35 schädliche Stoffe gibt unsere Trinkwasser-verordnung derzeit Grenzwerte vor – und wiegt uns damit in scheinbarer Sicherheit, denn allein in Europa gibt es mehr als 100 000 synthetische Chemikali-en, die zum Großteil ins Wasser geraten und zur Gefahr für Mensch und Tier werden können. Bei-spiel Arzneimittel: Vom Antibiotikum bis zum Röntgenkontrastmittel wurden mittlerweile eine ganze Reihe pharmazeu-tischer Wirkstoffe im Lei-tungswasser gefunden.

beschäftigt sich seit Jahren mit dem Endothel, einem weitgehend unbekannten Körperteil des Menschen. Das Endothel steht für die Gefäßinnenhaut und ist ein „Organ, von dem man nicht weiß, dass man es hat." Es ist das größte hormonerzeugende Organ, ein biolo-gisches Netzwerk-System von der Größe eines Fußball-Feldes. 75 Pro-zent des Endothels besteht aus Kapillaren, die sieben mal dünner sind als ein Haar. „Durch Rauchen, physikalischen/chemischen Stress, emotionalen Stress, Depression, Angst oder Panik" wird das Endo-thel krank.

„Gesundes Wasser ist der beste Endothelschutz", so Dr. Pawelke. Umgekehrt machen Trinkwasser-Probleme das Endothel krank – und es gibt zunehmend Probleme mit dem Trinkwasser. Chlor und Blei zählen ebenso zu den Endothelschädigern wie Legionellen, Nitrate, Phosphate oder die Stoffe, die für die Erdöl- und Erdgasgewinnung durch Fracking eingesetzt werden. Gesundes Wasser ist laut Dr. Pawelke „rein, energiereich und präventiv schützend" und er ver-weist auf die Ergebnisse des französischen Wasser-Wissenschaftlers Louis Claude Vincent, den wir weiter oben schon kennengelernt haben. „Durch gesundes Wasser lassen sich die Blutfließ-Eigenschaf-ten verbessern", sieht Dr. Pawelke immer bei der Diagnostik bestä-tigt. „Die Endothel-Pflege bringt einen Profit von 14,2 Lebensjahren", so schätzt er.

Hilfe bei Augenleiden, Bandscheiben- und Gelenkproblemen

Die Beobachtungen von Dr. Pawelke bestätigen jahrhundertealtes Erfahrungswissen. So waren die segensreichen Wirkungen von soge-nanntem Augenwasser den Menschen zu früheren Zeiten sehr bewusst, schließlich hatten sie durch offene Feuerstellen mit ihrer Ruß- und Rauchentwicklung häufig mit Augenleiden zu kämpfen. Sie nutzten jede Gelegenheit, um ihre Augen mit derartigen Wässern zu spülen und gleichzeitig einen kräftigen Schluck von dem frischen Quellwasser zu trinken.

Heute leiden immer mehr Menschen unter Augenproblemen durch Computerarbeit, Klimaanlagen oder Luftverschmutzung. Lebendiges Wasser kann dabei auf erstaunliche Weise Abhilfe schaffen. Experten begründen das Phänomen der Augenwässer mit ihrer besonderen Beschaffenheit. Stichwort „Zellverfügbarkeit": Aufgrund seiner feinen Struktur kann das Wasser auch in die feinsten Kapillaren der Augen eindringen, dort Ablagerungen ausspülen und die Zellen mit Sauerstoff und den notwendigen Flüssigkeiten versorgen. Auch die Wirkung von Quellen, die gegen Kreuz- oder Gelenkschmerzen helfen, lässt sich durch die Zellverfügbarkeit erklären. Ihr Wasser dringt in die feinen Kapillaren der Bandscheibe und Gelenke ein und regeneriert diese wieder.

Im österreichischen Altenberg beispielsweise schreibt die über 80jährige Mesnerin der dortigen Wallfahrtskirche ihre unvermindert scharfe Sehkraft der Quelle zu, die sich unterhalb eines Seitenaltars der Kirche befindet. Die den Augenheiligen Luzia und Odilie geweihte Wallfahrtskirche wird von vielen Pilgern besucht. Denn das Augenheilwasser von Altenberg genießt einen besonderen Ruf. So führt ein noch tätiger Schmied die Heilung seiner Augenerkrankung auf das kostbare Nass zurück.

Heilende Quellen vor der Haustüre

Seit vielen Jahren beschäftigt sich der Grafiker Klaus Kramer mit heiligen Quellen. Allein für Deutschland hat er Informationen zu mehr als 400 Quellen gesammelt, und wenn er Zeit hat, dann besucht er die Orte auch selbst, um den „Genius Loci", den besonderen Charakter des Ortes zu spüren und etwas über die Geschichte zu erfahren, das Wasser zu kosten und Fotos zu machen. Auf vielen Wanderungen hat er aber die Erfahrung machen müssen: „Frei zugängliche Quellen und Brunnen behindern viele in ihren Interessen." Gastwirte bei-

Volksmedizin Augenwasser

Nicht weniger als 39 Quellen, die gegen Augenleiden helfen sollen, beschreibt Herbert H. Kölbl in seinem Buch „Heilige und heilsame Quellen zwischen Isar und Salzach". Darunter beispielsweise die Kirchwaldquelle in Nussdorf oder der Marienbrunnen in Birkenstein. Bei seinen Recherchen fand Herbert H. Kölbl ebenfalls heraus, dass die meisten heiligen Quellen, die bei Kirchen und Kapellen sprudeln, aus eigener Kraft an die Erdoberfläche gelangten, also „reife" Wässer sind.

Quellen-Tipps im Internet

Die von dem Grafiker Klaus Kramer privat unterhaltene Homepage www.heilige-quellen.de bringt Liebhabern lebendigen Wassers eine Fülle an Informationen. Die Internet-Seiten sind ein wahrer Quell für diejenigen, die sich für die Historie von frei zugänglichen, lebendigen Quellen interessieren. Weitere lebendige Quellen – sortiert nach Bayern, Österreich und Südtirol – finden Interessierte auf der Homepage.

spielsweise schätzen es gar nicht, wenn sich die Wanderer an schmackhaften Quellen oder Laufbrunnen laben, statt in ihrer Wirtschaft Geld auszugeben. Nicht selten ist der Zugang zu den natürlichen Wasserspendern in ihrem Umfeld versperrt und Laufbrunnen sind zu Blumenkübeln umfunktioniert, wie Kramer immer wieder beobachtet. Manche Gemeinden sind vorsichtig bis abwehrend mit Brunnen auf ihrem Grund. Sie scheuen die regelmäßige Prüfung durch ein Institut oder fürchten, bei „verunreinigtem" Wasser in die Haftung genommen zu werden. Aus diesem Grund prangt an vielen durchaus genießbaren Quellen der Warnhinweis „kein Trinkwasser". Klaus Kramer lässt sich davon allerdings nicht abschrecken. Falls er dem Augenschein nach nicht mit Verunreinigungen rechnen muss – etwa wenn sich keine Bebauung, Felder oder gar eine Mülldeponie oberhalb der Quelle befinden – dann probiert er das Wasser. Bei seinen Verkostungen hat er bereits viele positive Erfahrungen gemacht.

Manchmal ist der Zugang zu lebendigen Quellen mit Anstrengung und Schweiß verbunden. Manche dieser Orte sind aber auch bequem mit dem Auto zu erreichen. Unweit von Frankfurt, im Taunus (genau gesagt: am Ortsausgang von Königstein in Richtung Ruppertshain) befindet sich eine Quelle direkt an der Straße, die unter anderem von Türken frequentiert wird. Türken legen traditionell viel Wert auf schmackhaftes Essen und Trinken und nutzen das Wasser von frei zugänglichen Quellen, um beispielsweise Tee zuzubereiten. An der Königsteiner Quelle stehen Bürger türkischer Herkunft häufig mit Bergen von Kanistern und Mehrliterflaschen Schlange und decken sich mit riesigen Mengen Wasser ein.

Seine Erfahrungen mit der Königsteiner Quelle beschreibt der Frankfurter Agentur-Chef Felix Guder in der Dokumentation eines künstlerischen Happenings. Als Mitinitiator des Happenings „Last Supper" in der Frankfurter Weißfrauenkirche war der Kreativ-Künstler in den Taunus gefahren, um an der frei zugänglichen Quelle Wasser zu zapfen. Ein „mineralisiertes, mit Kohlensäure versetztes Wasser aus dem Handel", war ihm als „Energiespender" unpassend erschienen für ein inszeniertes Abendmahl am Gründonnerstag. Seit seiner Kindheit kannte Felix Guder die Quelle, die damals ein beliebter Treffpunkt all jener war, die „ihren Tee lieber mit weichem Wasser statt mit gechlortem Uferfiltrat kochen". Was ihn beim erneuten Besuch Jahrzehnte später irritierte: „Die Quelle hat keinen Hahn zum Verschließen! Das Wasser läuft einfach weiter, da kann man machen, was man will. Die Quelle konfrontiert mich mit einer freigiebigen Verschwendung, die ich in dieser Form nicht kenne", so Guder. Freigiebige Verschwendung ist eine wunderschöne Beschreibung für das, was Quellen den Menschen zu schenken vermögen – egal welcher Glaubensrichtung die Empfänger auch angehören. Den Quellen scheint es jedenfalls bislang gleichgültig gewesen zu sein, ob sie von Kelten, Römern oder Christen genutzt werden – Hauptsache, die Nutzer gehen damit sorgsam und pfleglich um.

„Quellen sind sensibel", lautet die Erkenntnis von Dr. Noemi Kempe, die oft um Rat gefragt wird, wenn Quellen aus unerklärlichen Gründen versiegen. Nach ihrer Erfahrung mögen es Quellen gar nicht, wenn sie starken elektromagnetischen Feldern ausgesetzt werden – wie etwa durch Hochspannungsleitungen oder Handy-Masten – und nicht selten verschwinden sie dann und suchen sich einen anderen Weg. „Mehr denn je sollte man mit Quellen sorgsam umgehen", so lautet der Appell von Dr. Kempe, „denn Quellen sind ein großer Schatz."

Die bretonische Hausapotheke

Einem ungewöhnlichen Kunstobjekt hat der Künstler Daniel Spoerri zwei Jahre seines Schaffens gewidmet: Der „Pharmacie Bretonne" – der bretonischen Hausapotheke. Dazu bereiste der Künstler die Bretagne auf der Suche nach Quellen, denen heilende Kräfte nachgesagt werden. Von 127 Quellen machte der Künstler Fotos, Aufzeichnungen und entnahm eine Wasserprobe. Die Wasserproben füllte Spoerri in kleine Fläschchen und bestückte damit ein zweiflügliges Regal. Aus den Fotos und Recherchen entstand das Buch „Heilrituale an bretonischen Quellen".

Wildpflanzen sammeln

Es lässt sich sogar messen: Wildpflanzen, die sich in der freien Natur behaupten, haben ein höheres antioxidatives Potenzial als ihre Artgenossen, die in landwirtschaftlicher Aufzucht gepäppelt wurden. Wildpflanzen, die es überall in der Natur zu finden gibt, bereichern den Speiseplan durch hohe Werte an Nährstoffen und Vitaminen.

Ich schließe die Augen und lasse meine Erinnerungen an Wildpflanzen hochsteigen. Ich sehe einen kleinen Metalleimer mit Walderdbeeren vor mir. Die kleinen Erdbeeren sind dunkelrot und duften verführerisch. Mein Großvater hat sie aus dem Wald mitgebracht. Das muss eine frühe Erinnerung sein, denn mein Großvater starb, als ich fünf war. Dann sehe ich Pilze. Gelbe Pfifferlinge und graubraune Steinpilze. Auf der Unterseite sind die Steinpilze grün und an den feinen Röhren in der Kappe gut zu erkennen. Leider mögen auch Schnecken Steinpilze, deshalb ist es immer ein besonderes Erfolgserlebnis, wenn wir im Wald auf noch unangeknabberte Exemplare stoßen. Die stärkste Erinnerung in Sachen Steinpilze ist im Taunus auf dem Großen Feldberg verortet, wo wir völlig unerwartet so viel von den aromatischen Pilzen finden, dass wir auch nach einer ausgiebigen Schwammerlsuppe noch Pilze trocknen können. Im darauffolgenden Winter verleihen sie Saucen ein intensives Aroma.

Noch einmal Taunus: Ich warte vor dem sogenannten „Zauberberg" – einem ehemaligen Lungensanatorium – auf meinen Sohn und finde in dem dazugehörigen Park heruntergefallene Zwetschgen, um die sich offenbar niemand kümmert. Ich putze sie an meinem T-Shirt blank und schiebe sie mir in den Mund. Das süße Aroma wirkt auf mich wie eine Droge: Ich kann gar nicht mehr aufhören, Zwetschgen zu suchen und veranstalte auf der Wiese ein kleines, intimes Zwetschgen-Fest.

Verkannte Pilze

„Heilende Kraft des Archaischen", so benennt Hans Lauber die verkannten Eigenschaften heimischer Pilze. Dem Autor gelang es, durch bewusste Ernährung seinen Diabetes in den Griff zu bekommen und er entdeckte bei seinen Recherchen: Der Austernpilz etwa wirkt immunstärkend und hilft, das schlechte LDL-Cholesterin zu zähmen. Das Judasohr, auch „chinesische Morchel" genannt, wirkt blutverdünnend, durchblutungsfördernd, blutzuckersenkend und immunstärkend. Auch der Schopftintling ist dazu in der Lage, Blutzucker deutlich zu senken. Pilze sind eigentlich gar keine Pflanzen, aber sie sind gerne gesammelte Schätze der Natur.

Manipulierter Geschmack

Das verführerische Aroma der Walderdbeere: Wer von uns würde nicht gerne jeden Tag eine solches olfaktorisches Feuerwerk in der Nase und eine solche Geschmacksexplosion im Mund erleben? Der alltägliche Lebensmitteleinkauf indes sieht anders aus: Das Obst im Kühlregal der Supermärkte ist häufig geruchsneutral, fühlt sich im Mund unreif an und schmeckt nach wenig.

Die Geschmacks-knospen der Zunge

Die Zunge besitzt etwa 10.000 Geschmacksknospen, mit deren Hilfe sich die Geschmacksrichtungen süß, sauer, salzig und bitter unterscheiden lassen. Die Bereiche für süßes Empfinden sitzen vorne an der Zungenspitze, die für sauer und salzig am Zungenrand und die für bitter in der hinteren Mitte.

Um unsere erlebnishungrigen Geschmacksnerven zu überlisten lässt sich die Nahrungsmittelindustrie eine ganze Menge einfallen. Erdbeer-Joghurt wird durch „Fruchtaroma" angereichert, das nicht etwa aus Erdbeeren stammt, sondern mithilfe von Bakterien, Hefen und Pilzen aus Sägespänen gewonnen wurde. Auf der Klaviatur der menschlichen Befindlichkeiten verstehen es die Nahrungsmittelkonzerne mittlerweile perfekt zu spielen. Mehr als 1,7 Milliarden Euro Werbegeld gaben sie im Jahr 2013 alleine in Deutschland dafür aus, um die Konsumenten bei ihren Bedürfnissen abzuholen. Dazu gehört auch immer mehr das Thema Gesundheit. „Kunden lieben Produkte, die ihnen Gesundheit, Wohlbefinden und Fitness versprechen und sie reagieren auf das werbliche Dauerfeuer mit dem Griff ins Kühlregal", beobachten die Autoren Marita Vollborn und Vlad Georgescu in ihrem Buch „Die Joghurt-Lüge". Ernüchtert stellen sie fest: „Hauptsache, das Image ist gesund". Denn durch ein gesundes Image profitieren vor allem die Hersteller, die Konsumenten haben das Nachsehen.

Denn auch in vermeintlich gesunden Dingen wie Sport- und Fitnessnahrung sind eine Reihe von Stoffen versteckt, die den Verbrauchern gar nicht guttun. Ein Beispiel sind die sogenannten Geschmacksverstärker. Ob Antioxidantien, Konservierungsstoffe oder Süßungsmittel – die Liste liest sich wie ein Wörterbuch der Laborchemie. „Dabei gäbe die Fachliteratur einen erschreckenden Aufschluss über das Ausmaß der potenziellen Gefahren", so Vollborn und Georgesu.

Viele der heute angebotenen Lebensmittel sind so stark verarbeitet und enthalten so viele Zusatzstoffe, dass sie für den Körper mehr Last als Energiegewinn bedeuten. Rund 20 Kilogramm an Zusatzstoffen und Konservierungsstoffen essen die Deutschen jährlich im Durchschnitt – wenn sie sich für Fertiggerichte herkömmlicher Produktionsart entscheiden. Obwohl wir noch nie ein solch überbordendes Angebot an Lebensmitteln hatten wie heutzutage, sind Lebensmittel immer seltener wirklich Mittel zum Leben, sondern eher Mittel zum Krankwerden. „Zu viel, zu fett, zu salzig, zu süß", fasst Dr. med. Artur Wölfl die unheilvolle Ernährungsformel zusammen, die uns hierzulande ernährungsbedingte Krankheitskosten von rund 70 Milliarden Euro beschert. Denn im Grund befinden wir uns in Sachen Verdauungssystem noch immer im Stadium der Jäger und Sammler. „Naturbelassene Lebensmittel kennt der Körper von Anbeginn und er muss keine Energie aufwenden, um die Inhaltsstoffe mühsam zu identifizieren und gegebenenfalls unschädlich zu machen", erklärt Nikolaus Schwenn vom Landkaufhaus Mayer das Phänomen, warum naturbelassene Lebensmittel der Gesundheit so viel zuträglicher sind als stark verarbeitete.

Die Münchner Heilpraktikerin Margret Jamin argumentiert in die gleiche Richtung: „Das Geheimnis einer gesunden Ernährung ist es, die Lebensmittel so zu konsumieren, wie sie in der Natur vorkommen", weiß sie aus Erfahrung. Dass dies nicht nur eine Frage der Verarbeitung ist, sondern auch eine Frage, in welcher Umgebung die Lebensmittel gewachsen sind, belegen Erkenntnisse der Langlebigkeits-Forschung. So liegt die Lebenserwartung in Orten wie Okinawa in Japan und Ikaria in Griechenland deutlich höher als anderswo, rüstige 90-Jährige sind dort keine Seltenheit. Wissenschaftler haben festgestellt, dass diese Orte der Langlebigkeit einige Dinge gemeinsam haben: Es gibt wenig Umweltverschmutzung, die Menschen bewegen sich überwiegend zu Fuß, sie leben oft in der Großfamilie und essen viel unverarbeitete Nahrung sowie Wildpflanzen.

Geschmacksverstärkt

Beispiel E 620: Der Geschmacksverstärker gehört zur chemischen Klasse der Glutamate und steht im Verdacht, Migräne, Allergien und Asthma auszulösen. Über die Sensibilisierung der Geschmackspapillen im Mund verstärkt er den Geschmack und hebt diesen hervor. Ein Glücksfall für die Hersteller, denn durch die Überlistung der körpereigenen Geschmacksnerven lassen sich in der Produktion wertvolle Rohstoffe einsparen.

Wildpflanzen: natürliche Antioxidantien

Wildpflanzen: Hände weg ohne sicheres Wissen

Bei der Beschäftigung mit dem Thema Wildpflanzen eröffnet sich ein ganzer Kosmos von spannendem Wissen. Dieses Buch kann dieses Thema nur streifen und exemplarisch einige Wildpflanzen vorstellen. Fürs praktische Sammeln von Wildpflanzen empfehlen wir weiterführende Literatur, wie sie gerade in den vergangenen Jahren zahlreich erschienen ist. Denn die Verwendung von Wildpflanzen erfordert die sichere Bestimmung der Pflanzen, da manche Pflanzen giftig sind oder ernst zu nehmende Nebenwirkungen haben können. Buchtipps finden Sie im Anhang.

Experten schätzen, dass es in Deutschland mehr als 4 000 Wildpflanzen gibt. Manche davon werden nur von Tieren gefressen, aber viele Wildgemüse, Wildkräuter und Heilpflanzen wurden über Jahrtausende auch von den Menschen als Schätze der Natur gehütet und genutzt. Das umfassende Wissen über die für Menschen und Tiere nützlichen Wirkungen von Kräutern, Blüten, Beeren, Gemüsen und Pilzen wurde von Generation zu Generation weitergegeben und in Klöstern aufgeschrieben. Hildegard von Bingen beispielsweise (1098-1179) behandelte in ihren Schriften über die Heilmittel rund 230 Kräuter. Darunter Pflanzen wie die Brennnessel, den Sauerampfer oder die Malve. Auf der Internetseite www.welterbe-klostermedizin. de der Forschergruppe Klostermedizin ist ein Teil dieses Wissens gesammelt. Schließlich sind die Menschen erst seit etwa 100 Jahren dazu in der Lage, wirksame synthetische Medikamente herzustellen. Davor gab es nur die Apotheke der Natur. „Alles, was wir brauchen, um gesund zu bleiben, hat uns die Natur geschenkt. Warum vergessen wir das so oft?", beklagte schon der Pfarrer und Therapeut Sebastian Kneipp.

Über Jahrzehnte war der Verzehr von Wildpflanzen hierzulande aus dem kollektiven Gedächtnis verschwunden – möglicherweise lag es daran, dass die Nationalsozialisten während des Zweiten Weltkriegs das Sammeln von Wildpflanzen zur Aufbesserung der kargen Nahrungsmittelrationen propagierten. Nach dem Krieg wollte kaum jemand noch etwas von dieser „Not-Nahrung" wissen, im Trend lagen fette Leckereien wie Fleischsalat oder Schweinekoteletts. Anfang der 1980er Jahre veröffentlichte der Botaniker Professor Wolfgang Franke erstaunliche Untersuchungsergebnisse über den Vitamin C-Gehalt von Wildpflanzen: So war der Vitamin C-Gehalt in Wildgemüse im Durchschnitt rund viermal so hoch wie in Kulturgemüse: Während es Wildgemüse pro 100 Gramm essbaren Anteils im Schnitt auf 209 mg

Vitamin C-Gehalt
in mg pro 100 g essbaren Anteils
(Mittelwerte)

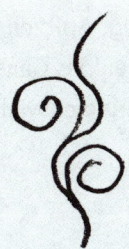

Kulturgemüse		Wildgemüse	
Endiviensalat	10	Gänseblümchen	87
Chicorée	10	Huflattich	104
Kopfsalat	13	Vogelmiere	115
Bohnen, grün	20	Löwenzahn	115
Spargel	21	Sauerampfer	117
Erbsen, grün	25	Franzosenkraut	125
Porree	30	Scharbockskraut	131
Feldsalat	35	Gartenmelde	157
Chinakohl	36	Wilde Malve	178
Mangold	39	Wiesenkerbel	179
Wirsing	45	Guter Heinrich	184
Weißkohl	46	Giersch, Geißfuß	201
Rotkohl	50	Weißer Gänsefuß	236
Spinat, frisch	52	Bärenklau	291
Gartenkresse	59	Winterkresse	314
Blumenkohl	73	Große Brennnessel	333
Grünkohl	105	Schmalbl. Weidenröschen	351
Broccoli	114	Großer Wiesenknopf	360
Rosenkohl	114	Gänsefingerkraut	402
Mittelwert	**47,2**		**209**

Quelle: Kulturgemüse, Souci und Mitarbeiter;
Wildgemüse: Franke u. Kensbock 1981, Schneider 1984

Gänsefingerkraut: Vitamin C-Bombe

Das gelb blühende Gänsefingerkraut ist häufig an Rändern von Äckern und Weiden zu finden.

Seine Blätter und Wurzeln lassen sich zu Gemüse verarbeiten oder zu Tee. Das Gänsefingerkraut kann bei Magen-, Unterleibs-, Waden- und Muskelkrämpfen helfen, deshalb wird es auch oft als „Krampfkraut" bezeichnet. Außerdem wirkt das Gänsefingerkraut beruhigend, entzündungshemmend und schmerzstillend.

Die Wurzel hilft bei Parodontose oder Zahnfleischbluten: Dafür sollten gewaschene Wurzel-Stückchen eine Zeit lang gekaut werden.

Vitamin C-Gehalt brachte, lag der Mittelwert bei Kulturgemüse bei 47,2 mg. Spitzenreiter bei Wildgemüse bildete bei diesen Untersuchungen das Gänsefingerkraut mit 402 mg; das unter den Wildgemüsen vergleichsweise abgeschlagene Gänseblümchen hatte mit 87 mg

Rotklee gegen Wechseljahrsbeschwerden

Jedes Kind kennt Klee, weil es hofft, darin ein vierblättriges Kleeblatt zu finden. Aber auch bei Frauen in den Wechseljahren erfreut er sich zunehmender Beliebtheit. Rotklee enthält viel Karotin, aber auch Isoflavone, die in den Wechseljahren gegen Östrogenmangel helfen. Schon die Ureinwohner Nordamerikas wussten, dass es sich hier um eine wirksame Heilpflanze handelt, und auch in der Lehre Hildegard von Bingens spielt er eine Rolle. Die Blüten des Rotklee werden frisch oder getrocknet als Tee genutzt.

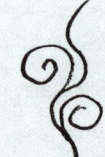

Provitamin A (Karotin)-Gehalt
in µg (Mikrogramm) Retinoläquivalenten
pro 100 g essbaren Anteils

Kulturgemüse		Wildgemüse	
Rotkohl	5	Gänseblümchen	160
Blumenkohl	5,5	Sauerampfer	215
Wirsing	6,5	Huflattich	250
Weißkohl	7	Bärenklau	360
Chinakohl	13	Vogelmiere	383
Porree	58	Scharbockskraut	390
Rosenkohl	67	Schmalbl. Weidenröschen	490
Kopfsalat	130	Weiße Taubnessel	539
Endiviensalat	190	Franzosenkraut	595
Chicorée	215	Weg-Malve	606
Broccoli	317	Giersch, Geißfuß	684
Gartenkresse	365	Wiesenkerbel	720
Mangold	590	Brennnessel	740
Feldsalat	650	Gr. Wiesenknopf	830
Grünkohl	680	Wilde Malve	940
Spinat	700	Guter Heinrich	948
Karotten	2 000	Rotklee	1 156
Mittelwert	**250***		**588**

*Ohne Karotten

immerhin noch fast doppelt so viel Vitamin C wie der Durchschnitt der Kulturgemüse. Neuere Studien gehen davon aus, dass die Menschen früher über den Genuss von Wildpflanzen wesentlich mehr Vitamin C zu sich nahmen, als sie dies heutzutage tun. In der Ernährung der Steinzeit-Menschen betrug der Vitamin C-Anteil rund 390 mg täglich. Im Vergleich dazu beträgt die durchschnittliche Vitamin C-Aufnahme in den USA derzeit 88 mg täglich.

Auch der Gehalt an Karotin (Provitamin A) liegt bei Wildpflanzen im Durchschnitt deutlich höher als bei Kulturgemüse, wie die Tabelle auf Seite 104 zeigt. Karotin ist ein natürlicher Farbstoff, der in vielen Gemüsesorten vorkommt und dem menschlichen Körper unter anderem hilft, einen natürlichen Sonnenschutz aufzubauen (siehe auch Kapitel Sonne tanken). Karotin ist wichtig für die Hautgesundheit, da es als Radikalfänger wirkt und für die Instandhaltung der Zellen in der Haut und in den Schleimhäuten zuständig ist. Ein Mangel an Vitamin A macht sich durch schlechteres Sehen und Nachtblindheit bemerkbar. Spitzenreiter mit dem höchsten Karotin-Gehalt ist und bleibt die Karotte, aber dann kommen gleich die Wildpflanzen Rotklee, Guter Heinrich, Wilde Malve, Großer Wiesenknopf, Brennnessel und Wiesenkerbel und verdrängen den berühmt-berüchtigten Spinat von Platz zwei. Im Durchschnitt haben Wildpflanzen einen mehr als doppelt so hohen Gehalt an Karotin wie Kulturgemüse, sofern man Karotten nicht mitrechnet.

Hoher Anteil an Mineralstoffen

Anhand von Kopfsalat und Vogelmiere als Wildsalat lässt sich ein interessanter Vergleich verschiedener Vitamine und Mineralstoffe aufzeigen. Als Salat zubereitet enthält Vogelmiere etwa dreimal so viel Kalium und Magnesium wie Kopfsalat und nahezu die achtfache Menge an Eisen. „Immer wieder werden in der einschlägigen Literatur die wertvollen Inhaltsstoffe betont, die sich in dieser Fülle nur in Wildpflanzen finden ließen", zieht Ingeborg Nitschke das Fazit ihrer

Vogelmiere

Das niedrig wachsende Nelkengewächs mit den weißen, sternförmigen Blüten wird zu Unrecht oft als Unkraut abgetan. Vogelmiere liefert viel Blutdruck senkendes Kalium und aktivierendes Eisen. Die Pflanze wirkt kühlend, entzündungshemmend und schmerzlindernd und wird bei Hautausschlägen, Rheuma, Gelenkschmerzen und Verdauungsbeschwerden eingesetzt. Im Geschmack ist sie mild – ähnlich wie Kopfsalat und hat eine maisartige Note. Vogelmiere eignet sich für Mischsalate mit strenger schmeckenden Wildkräutern, als Suppe oder spinatartiges Gemüse.

Mineralstoffgehalt

in mg (100 g) essbaren Anteils (Mittelwerte)

	Kalium	Phosphor	Magnesium	Calcium	Eisen
Kopfsalat	224	33	11	37	1,1
Vogelmiere	680	54	39	80	8,4

Quelle: Souci/Fachmann/Kraut; Franke 1985

Lebensmittelqualität messen

Das Redoxpotenzial gibt Auskunft über die Gesamtheit aller antioxidativ wirkenden Verbindungen in einem Lebensmittel. Damit ist es auch möglich, das antioxidative Potenzial von Verbindungen zu messen, die selbst noch unbekannt sind.

umfangreichen Recherche zu ihrer Doktorarbeit „Sammeln und Nutzen von Wildpflanzen".

Stressarme Umgebung

Experten begründen den hohen Gesundheitswert der Wildpflanzen mit ihren Wachstumsbedingungen. Da sie sich selbst an ihrem Standort ansiedeln, wählen sie von sich aus eine Umgebung, die zu ihnen passt. Ungestört durch Eingriffe der Menschen können sie ihr eigenes Potenzial ausbilden, um Schädlinge abzuwehren und sich bestmöglich fortzupflanzen. Wildpflanzen werden nicht gedüngt und nicht mit Pflanzenschutzmitteln gespritzt. Sie sind prall gefüllt mit sogenannten sekundären Pflanzenstoffen. Durch Farb-, Duft- und Geschmackstoffe in Blüten, Samen und Früchten locken sie Insekten und andere Tiere an, um ihre Fortpflanzung zu sichern. Die Wissenschaft geht davon aus, dass es weltweit etwa 10 000 sekundäre Pflanzenstoffe gibt und man erkennt mehr und mehr deren Bedeutung für die Gesundheit der Menschen. Derzeit sind aber erst einige Hundert bioaktive Wirkstoffe identifiziert. Vitamin C ist einer davon. „Für den Konsumenten heißt das: Wenn die Wachstumsbedingungen der Pflanzen stressarm sind, müssen diese ihre wertvollen Inhaltsstoffe nicht selbst aufbrauchen. Sie stehen daher dem Menschen in größerer Menge zur Verfügung", schreibt Professor Dr. Manfred Hoffmann, der sich seit Langem mit dem antioxidativen Potenzial von Nahrungsmitteln beschäftigt.

Auf die Antioxidantien kommt es an

Im Kapitel lebendiges Wasser habe ich das antioxidative Potenzial bereits beschrieben: Es ist die Fähigkeit eines Lebensmittels, an den Körper lebensnotwendige und gesundheitserhaltende Elektronen abzugeben. „Nahrung, die nicht mehr in der Lage ist, Elektronen(energie) abzugeben, ist für den Körper nutzlos", übersetzt Professor Hoffmann die oft zitierte Erkenntnis von Werner Kollath, dem Entwickler der Vollwerternährung: „Nahrung, die ihre Reduktionsfähigkeit verloren hat, ist tot." Mittlerweile liegen Tausende von Messungen des Elektronengehalts sekundärer Pflanzenstoffe vor. Als Ergebnis dieser Messungen bestätigt sich laut Professor Hoffmann die Vermutung: „Je artgerechter eine Pflanze erzeugt, je schonender sie für die Ernährung aufbereitet und je naturbelassener sie konsumiert wird, desto größer ist das Elektronenangebot für den Menschen." Lebensmittelqualität ist also untrennbar mit der Lebensgeschichte eines Lebensmittels gekoppelt.

Den Zusammenhang zwischen Anbau, Verarbeitung und antioxidativem Potenzial konnte Professor Hoffmann eindrucksvoll anhand von Apfelsaft nachweisen. Untersucht wurden dabei Apfelsäfte von Markenherstellern, Proben aus kleinen Vereins-Saftpressen mit handverlesener Rohware aus örtlichem Apfelangebot, aus Äpfeln privaten Anbaus oder von Streuobstbäumen. Apfelsaft aus einer bäuerlichen Erzeugergemeinschaft, die ihre eigenen Äpfel selber presst, schneidet bei antioxidativem Potenzial deutlich besser ab als die Säfte der Markenhersteller. Noch besser sind Säfte aus Äpfeln von Streuobstbäumen oder privatem Anbau. Für Professor Hoffmann ist das leicht erklärbar: „Stellt doch der Streuobstanbau die stressärmste Produktionsform für den Apfel dar. Äpfel von Lokalsorten, auf Hochstämmen, ohne Obstbaumschnitt, Düngungs- und Pflanzenschutzmaßnahmen gewachsen und vollreif geerntet, bringen eine optimale Qualität hervor."

Sekundäre Pflanzenstoffe

Sekundäre Pflanzenstoffe wie Polyphenole haben eine ganze Reihe medizinischer Wirkungen: Sie können vor Krebs und Mikroben schützen, sie modulieren das Immunsystem, wirken entzündungshemmend, regulieren den Blutdruck und den Blutzucker. Seit den 1990er Jahren beschäftigt sich die Ernährungswissenschaft mit diesen Gesundheits-Garanten, von denen es schätzungsweise weltweit etwa 10 000 gibt. Manche sekundären Pflanzeninhaltsstoffe sind für Menschen und Tiere aber auch giftig. Deshalb ist es beim Sammeln von Wildpflanzen wichtig, diese genau zu bestimmen, um gefährliche Verwechslungen zu vermeiden.

Herrenloses Obst

Bei www.mundraub.org kann jeder Obstbäume und –sträucher eintragen, an denen sich die Allgemeinheit bedienen darf. Ziel der Initiative ist es, Obst vergessener und herrenloser Bäume und Sträucher nicht verderben zu lassen, sondern abzuernten, sofort zu essen oder weiter zu verarbeiten. Brombeeren, Himbeeren und Walderdbeeren sind dort ebenso zu finden wie Hagebutten oder Äpfel von Streuobstbäumen.

Hierzulande bleiben Äpfel an Streuobstbäumen meist ungepflückt hängen oder verfaulen unbeachtet am Boden. Um dieser Verschwendung entgegenzuwirken, nimmt sich seit einigen Jahren die Internet-Initiative mundraub.org frei zugänglicher Obstbäume und -sträucher an und kartiert Orte, an denen sich jedermann kostenlos bedienen darf.

Das antioxidative Potenzial von Pflanzen wird mittlerweile weltweit gemessen. Denn die Wissenschaft hat herausgefunden, dass es nicht sehr zielführend ist, nur einzelne Komponenten wie Vitamin C, Vitamin E oder Beta-Karotin zu betrachten. Zahlreiche Studien hatten zwar auf das niedrigere Risiko für Krebs und Herzkreislauf-Krankheiten bei Personen hingewiesen, deren Ernährung einen relativ hohen Anteil von Obst und Gemüse aufweisen. Nach zahlreichen Untersuchungen mit mehr als 100 000 Teilnehmern stellte sich allerdings heraus, dass in isolierter Form eingenommene Vitamine keine Schutzwirkung gegen arteriosklerotische Gefäßerkrankungen oder Krebs haben. Im Gegenteil: Die Verabreichung von Beta-Karotin konnte bei Testpersonen, die rauchten und Alkohol tranken, sogar kontraproduktiv wirken. Deshalb wurden diese Studien auch vorzeitig abgebrochen, um den Patienten keinen Schaden zuzufügen. Die Wissenschaftler nehmen an, dass ein Grund für die Unwirksamkeit von isoliert eingenommenem Vitamin C, Vitamin E und Beta-Karotin daran liegt, dass der schützende Effekt von Obst und Gemüse aus dem Zusammenwirken von Stoffen resultiert, beziehungsweise von unbekannten antioxidativ wirkenden Komponenten. Viele Stoffe wie Flavonoide, Karotine, Polyphenole oder Sulfide sind bioaktiv und wirken synergetisch zusammen mit anderen.

Johanna Paungger, Enkelin eines Bergbauern, und ihr Co-Autor Thomas Poppe zählten in den 1990er Jahren zu den ersten, die den besonderen Wert der in Vergessenheit geratenen Wildkräuter hervorhoben. „Dass ein Heilkraut nur in seiner Ganzheit wirkt, ist uraltes Volkswissen", so schreiben sie in ihrem Bestseller „Aus eigener Kraft".

Wiederentdeckt: hoch potente Mittelmeerpflanzen

Überall auf der Welt wurden früher wilde Früchte und Gemüse verzehrt. In Ligurien etwa bereitete man ein traditionelles Gericht namens „prebuggiun" mit wilden Mittelmeer-Pflanzen zu. Forscher der Universität Padua untersuchten deren antioxidatives Potenzial und fanden heraus: Neun der zehn untersuchten Pflanzen hatten ähnliche antioxidative Eigenschaften wie Radicchio oder Blaubeeren – die bei Gemüsen und Früchten zu den stärksten Antioxidantien zählen. Die Wildpflanzen waren jedoch in Vergessenheit geraten und sollen nun wieder stärker in den Fokus der Aufmerksamkeit gerückt werden.

Mediterrane Wildpflanzen macht der griechische Bio-Pionier Basile Teberekides derzeit über sein in Köln ansässiges Unternehmen gesundheitsbewussten Verbrauchern zugänglich. Er bietet Myrtenbeeren an, die junge Menschen in Zentralgriechenland sammeln, trocknen und nach Deutschland bringen. Seit Jahrhunderten wird die Myrtenbeere als Zutat zum Kochen und als pflanzliches Heilmittel verwendet. Myrtenbeeren sind mit den uns bekannten Blaubeeren verwandt und wachsen im Mittelmeerraum an immergrünen Sträuchern. Die Myrtenbeere enthält Myricetin, einen sekundären Planzenstoff aus der Gruppe der Flavonoide. Hinsichtlich seiner antioxidativen Wirkung zählt Myricetin zu den wirkungsvollsten Vertretern dieser Pflanzenstoffgruppe. „Wenn der Mensch aus dem Gefühl der Fülle agiert, dann fühlt er sich nicht mehr mangelhaft", schildert Basile Teberekides das Gefühl, das sich bei ihm immer dann einstellt, wenn er sich in seiner griechischen Heimat von Wildpflanzen wie Myrtenbeeren, Cranberrys oder wilden Artischocken ernährt. Derzeit arbeitet er daran, diese Erfahrungen in speziellen Urlaubs-Angeboten auch zivilisationsmüden Deutschen zugänglich zu machen, die

Die Myrtenbeere

Das seit dem Altertum im Mittelmeer-Raum verwendete Heilmittel ist reich am Pflanzenstoff Myricetin, der eine insulin-ähnliche Wirkung aufweist. Des Weiteren soll Myricetin die Konzentration des LDL-Cholesterins senken sowie der Entstehung von Prostatakrebs entgegenwirken. Myricetin hemmt sowohl die Freisetzung von Histamin als auch die Bildung des Enzyms Lipoxygenase, was positive Wirkungen bei Entzündungsreaktionen und Allergien zeigt.

nicht nur die Sonne, sondern auch die Natur des Mittelmeer-Raums suchen.

Pflanzen speichern Lichtenergie für unsere Körper

„Wir sind alle Lichtsäuger", bringt Professor Fritz-Albert Popp die Erkenntnis auf den Punkt, dass wir für unsere Gesundheit und unser Überleben das Licht der Sonne brauchen. Da wir selbst Sonnenlicht nicht in Energie umwandeln können, sind wir auf die Photosynthese der Pflanzen und das dabei entstehende Lichtspeichermolekül Zucker angewiesen. Doch Pflanzen speichern das Sonnenlicht in unterschiedlicher Intensität und diese lässt sich durch die so genannte Biophotonen-Analyse messen. 1975 gelang dem Physikprofessor der Nachweis, dass die Zellen in lebenden Organismen ständig kleinste Lichtteilchen aussenden – die Biophotonen. Für die Beurteilung der Vitalität von Lebensmitteln ist die Biophotonen-Analyse mittlerweile ein anerkanntes Verfahren. Hoch sensitive Photomultiplier, die so empfindlich sind, dass man damit noch ein Glühwürmchen aus 20 km Entfernung wahrnehmen kann, können Unterschiede in der Anbaumethode sichtbar machen oder qualitätsmindernde Eingriffe nachweisen.

Bei der Entwicklung ihrer Aloe Vera-Produkte holte die Uffinger Firma Pharmos Natur die fachliche Expertise von Professor Popp schon vor vielen Jahren ein. Die Firmengründerin Margot Esser ließ mithilfe der Biophotonen-Analyse testen, welche Aloe Vera-Pflanzen die besten sind. Konkret war zu klären, ob sich der Aufwand lohnt, Aloe Vera in Yukatan nach Maya-Tradition anbauen zu lassen. Oder bringen die Anbauversuche mit Aloe Vera in Spanien, Teneriffa, Portugal, Chile, Sri Lanka, Madagaskar oder Nordafrika vergleichbar gute Ergebnisse? Das Testergebnis war so „sensationell und eindeutig, dass Professor Popp und sein chinesischer Kollege Professor Qui völlig verblüfft waren", berichtet Margot Esser. Die mexikanische Aloe Vera hatte geradezu spektakuläre Fähigkeiten, Lichtenergie zu speichern.

Die Messung der Biophotonen-Strahlung ist mittlerweile international anerkannt und wird an vielen Hochschulen erforscht. Im Grunde hätten die Menschen die Messung der Biophotonen aber gar nicht nötig, um Nahrungsmittelqualitäten einschätzen zu können. „Hätten wir einen gesunden Appetit, bräuchten wir uns um Lebensmittelanalysen nicht zu kümmern", formuliert es der Physik-Professor Fritz-Albert Popp in seinem Buch „Die Botschaft der Nahrung". Popp begründet seine Aussage folgendermaßen: „Fakt ist, dass Wildtiere mit erstaunlicher Präzision die für sie qualitativ beste Nahrung aus dem reichhaltigen Angebot der Natur auszuwählen verstehen." Gesunder Appetit heißt nach Popps Auffassung, diese Fähigkeit zu pflegen und zu bewahren.

Symphonie für die Sinne

Trotz der erstaunlichen Fähigkeiten unserer Sinne trauen wir unserem Körpergefühl immer weniger. Der moderne Mensch orientiert sich lieber an auf Lebensmittelpackungen aufgedruckten Mindesthaltbarkeits-Daten, statt an einem Lebensmittel einfach zu schnuppern. Dabei ist der Geruchssinn außerordentlich empfindlich. Es genügt ein Milligramm Vanille pro 1 000 Kubikmeter Luft, um einen Riecheindruck hervorzurufen. Der Geruchssinn vieler Tiere ist noch deutlich feiner entwickelt. Die Bestseller-Autorin Johanna Paungger macht beim Einkaufen immer den Schnupper-Test. Äpfel, die duften, weiß sie aus Erfahrung, sind qualitativ wesentlich besser als geruchlose Exemplare.

Ist Ihnen schon mal aufgefallen: Auch Rosen, die man im Blumenladen kauft, sind meist geruchlos. Wie mir eine erfahrene Floristin erklärte, wurde den meisten Rosen der Duft zugunsten längerer Haltbarkeit weggezüchtet. In der Natur hingegen finden wir duftende Wildrosen immer noch. Überhaupt ist die freie Natur mit ihren Wildpflanzen eine Stimulation und Herausforderung für unsere Sinne – für das Riechen wie das Schmecken. Wildpflanzen besitzen

Messinstrument Mensch

„Der Mensch selbst, so er sich der gesunden Sinne bedient, ist das größte physikalische Gerät."

Johann Wolfgang von Goethe

Zartbitteres Gänseblümchen

Das Gänseblümchen begleitet uns unverdrossen über weite Strecken des Jahres: Es ist von März bis November zu finden und selbst das Abmähen kann ihm nichts anhaben. Schon wenige Tage danach sprießen wieder die weiß-gelben Blumen. Gänseblümchen enthalten Gerbstoffe, Schleim, Saponine, Bitterstoffe und in Spuren ätherische Öle. Sie sind gut für die Galle und helfen bei Bronchitis, Angina, Verstauchungen und Hautausschlägen. Für die äußere Anwendung wird eine Handvoll Blüten gequetscht, die Masse in ein Tuch geschlagen und auf das erkrankte Körperteil gelegt. Die Blüten und Blätter eignen sich für Salat.

Aromen, wie sie im Angebot von Standard-Supermärkten nicht zu finden sind. Hirtentäschl schmeckt mild nussig, Gänseblümchen und Vogelmiere fein würzig. Süßliche Geschmackskomponenten entfalten Rotklee-, Taubnessel- und Waldmeisterblüten. Löwenzahn-, Beifuß- oder Gundermannblätter haben eine stark bittere Geschmacksnote, Schafgarbenblätter eine bitter-aromatische Geschmacksnote, Hopfentriebe und Gänseblümchenblätter schmecken eher zartbitter. Kein Wunder, dass sich ambitionierte Köche immer mehr den Wildpflanzen zuwenden und diese in ihre kulinarischen Kreationen einbauen.

Verdauungsfördernde Bitterstoffe

In manchen Wildpflanzen sind noch jene Stoffe zu finden, die für unsere Gesundheit so wichtig sind, in Kulturpflanzen aber immer mehr zugunsten eines gefälligen Massengeschmacks zurückgedrängt wurden: Bitterstoffe. Schon der Volksmund wusste: „Was bitter im Mund, ist dem Magen gesund." Gemeint sind damit Speisen, die reich an Bitterstoffen sind. „Typisch für die moderne Ernährungsweise ist allerdings, dass ihr diese von der Natur vorgesehenen Verdauungshelfer fehlen – sieht man mal von ein paar Blättchen Rucola ab, die mitunter auf einem Sandwich zu finden sind", beobachtet Elisabeth Menzel, Wildkräuter-Expertin und Arzneimittel-Pressesprecherin der Wala Heilmittel GmbH. (Einige von ihr entwickelte Wildpflanzen-Rezepte finden Sie am Ende dieses Kapitels). Schon im Mund stimulieren Bitterstoffe den Verdauungs-Prozess. Über die Geschmacksknospen regen sie die Speichel- und Magensaftproduktion an. Sie unterstützen den Gallefluss und damit den Nahrungsabbau in Magen und Darm. Noch mehr: Bitterstoffe pflegen die Darmflora, helfen bei der Fettverdauung und unterstützen damit die Leber. Aus diesem Grund werden bittere Kräuter auch „Leberkräuter" genannt. Weil aber Bitterstoffe in der Vergangenheit vielen Konsumenten nicht besonders gut schmeckten, waren sie im normalen Nahrungsmittelangebot lange Zeit kaum noch zu finden. Ein wenig noch im Rucola, den wir auch als Rauke kennen, im Endivien-Salat oder in Artischocken. In Wildpflanzen wie Löwenzahn sind Bitterstoffe hingegen reichlich vorhanden. Manche dieser Bitter-Pflanzen werden in bitteren Kräuterelixieren verarbeitet. „Bitterness als neuen Geschmackstrend" beschreibt Ingeborg Nitschke diese Tendenz in ihrer Doktorarbeit über „Sammeln und Nutzen von Wildpflanzen".

Entzündungshemmende Gerbstoffe

Viele Wildkräuter enthalten auch Gerbstoffe, die Entzündungen hemmen, Gifte neutralisieren und Bakterien und Viren vertreiben. Gerbstoffe wirken adstringierend (zusammenziehend), weswegen man sie bei Durchfällen oder Hauterkrankungen einsetzt. Wildpflanzen mit Gerbstoffen sind beispielsweise der Wiesen-Storchschnabel, der Gundermann, das Scharbockskraut oder der Blutweiderich.

Pflanzliche Omega-3-Fettsäuren

In den letzten Jahrzehnten ist die Omega-3-Fettsäure in den Fokus der Wissenschaft geraten. Denn mittlerweile weiß man, dass Omega-3-Fettsäuren für das Wachstum und die Entwicklung des Menschen essentiell sind und eine wichtige Rolle in der Vorbeugung und Behandlung von Krankheiten spielen. Erkrankungen der Herzkranzgefäße, Bluthochdruck, Diabetes, Arthritis, Entzündungen, Autoimmunkrankheiten oder Krebs werden mit dem Verhältnis von „guten" und „schlechten" Fetten bei der Ernährung in Verbindung gebracht. Wissenschaftler gehen davon aus, dass die Jäger und Sammler früher wesentlich weniger gesättigte Fette oder Transfette (also die „schlechten") zu sich genommen haben als heute, dafür war der Anteil an „guten" Omega-3-Fetten höher, jener essentiellen Fette, die der Körper selbst nicht bilden kann. Wer nicht genug davon isst, riskiert Schäden der Zell-Membranen. „Schlechtes Fett" schädigt unsere Blutgefäße. Es lagert sich in die Gefäßwände ein. Diese Einlagerungen verkalken und verstopfen unsere Lebensadern. Im Jahr 1984 verglichen Wissenschaftler am Center for Genetics, Nutrition and Health in Washington in Studien den Inhalt von Omega-3-Fetten von Portu-

Vielseitiger Löwenzahn

Jeder kennt Löwenzahn und mit seinen gelben Blüten ist er leicht zu finden. Löwenzahn ist reich an Vitamin C und verdauungsfördernden Bitterstoffen. Er wirkt blutreinigend und kann den Blutzucker senken. Löwenzahn wächst vielerorts bis in Höhen von 2500 Metern. Die jungen Blätter vor der Blüte schmecken weniger intensiv als die Blätter der ausgewachsenen Pflanze. Die Bitterkeit der Löwenzahnblätter lässt sich abmildern, wenn sie eine Stunde vor dem Genuss in Salatsauce ziehen. Die Blätter passen gut zu Salaten, Käse, Eierspeisen und Kräuterquark. Die Blüten schmecken leicht nach Honig und verschönern Salate, Platten, Dips und Desserts. Die Blütenknospen lassen sich wie Kapern einlegen.

lak und anderen Wildpflanzen mit dem von Kulturpflanzen. Die Forscher fanden heraus: Der in früheren Zeit im amerikanischen Nordwesten in großen Mengen konsumierte Portulak enthielt pro Gramm Feuchtmasse 8,4 Milligramm Omega-3-Fettsäure und ist im Vergleich zu anderen Pflanzen wie Spinat ein wahrer Kraftprotz in Sachen Omega-3-Fettsäure (Spinat bringt es nur auf 1,5 mg pro Gramm Feuchtmasse). Portulak ist damit die reichste Quelle an Omega-3-Fettsäuren von allen jemals untersuchten grünen Gemüsen und gilt sogar als Alternative zu Fisch, wenn es darum geht, Omega-3-Fettsäure aufzu-

Portulak: Kraftprotz in Sachen Omega-3-Fettsäure

Als Nahrung und Heilmittel wird Portulak seit Jahrtausenden genutzt. Charakteristisch sind seine fleischig runden Blätter, er wächst häufig in Weinbergen, Gärten, Pflasterfugen und auf Wegen. Portulak enthält wertvolle Omega-3-Fettsäuren und empfiehlt sich bei Störungen des Fettstoffwechsels und bei rheumatischen Erkrankungen. Portulak schmeckt säuerlich und verleiht Salaten, Suppen und Dips eine würzige Note. Gedünstet bieten sich die Blätter als pikantes Gemüse an.

Reineiweißgehalt
in g pro 100 g essbaren Anteils

Kulturgemüse		Wildgemüse	
Spätweißkohl	0,2	Vogelmiere	1,5
Chicorée	0,4	Gänseblümchen	2,6
Spätrotkohl	0,4	Sauerampfer	2,8
Endiviensalat	0,5	Löwenzahn	3,3
Kopfsalat	0,6	Winterkresse	4,0
Spätwirsing	0,6	Bittere Kresse	4,1
Kopfsalat*	0,9	Weiße Taubnessel	4,1
Frühporree	1,0	Weißer Gänsefuß	4,3
Chinakohl	1,3	Guter Heinrich	5,3
Feldsalat	1,8	Wilde Malve	5,6
Herbstspinat	2,1	Große Brennnessel	5,9
Spinat*	2,5	Moschusmalve	6,3
Rosenkohl	2,8	Giersch, Geißfuß	6,7
Grünkohl	3,0	Weg-Malve	7,2
Mittelwert	**1,3**		**4,55**

Quelle: Kulturgemüse nach Schuphan 1976,
*separate Analyse nach Franke
Wildgemüse nach Franke u. Lawrenz 1980, Dümmer 1984

nehmen. Der Inhalt an Omega-3-Fetten in Portulak entspricht in etwa dem von Forellen.

Wildpflanzen als Eiweißspender

Wildkräuter enthalten auch deutlich mehr Eiweiß als Kulturgemüse. Spitzenreiter bei Proteinen ist die Malve – sie bringt es auf etwas mehr als 7 Gramm pro 100 Gramm Wildkraut – gefolgt von Giersch (6,7 g) und Brennnessel (5,9 g). Im Vergleich dazu bringt es der Grünkohl als eiweißreichstes Kulturgemüse gerade einmal auf 3 g pro 100 Gramm. Protein (Eiweiß) hat eine große Anzahl von Aufgaben im menschlichen Körper. Es ist unter anderem zum Aufbau und zum Erhalt der Körperzellen notwendig und hilft bei der Heilung von Wunden und Krankheiten. Ein Mangel kann zu Haarausfall, Muskelschwäche, Wachstumsstörungen oder Fettleber führen.

Entgiften mit Wildkräutern

Am Starnberger See praktiziert Dr. John Switzer. Bei seiner Wildkräuter-Vitalkost mischt der Mediziner heimische Kräuter mit Elementen aus dem Ayurveda und berichtet von erstaunlichen Gesundheitseffekten. So lässt sich dadurch der Blutdruck optimieren, Blutzucker stabilisieren und der Cholesterinspiegel senken. Viele seiner Patienten konnten nach eigenen Angaben mithilfe der Wildkräuter-Vitalkost die Abhängigkeit von Antidepressiva und Schlafmitteln reduzieren. Laut Ayurveda entstehen viele Krankheiten aus dem Milieu eines verklebten und verschlackten Darms. „Bei vielen Menschen sieht der Darm wie ein Komposthaufen aus", sagt Dr. Switzer. Die Ballaststoffe aus den Wildkräutern können wie ein Besen auf die Darmwände wirken und die Darmflora wieder aufbauen. Der Entgiftungsprozess funktioniert deshalb so gut, weil der Körper durch die Wildkräuter mit frischen Nährstoffen versorgt wird. Zudem kurbeln sie Stoffwechsel und Verdauung an und neutralisieren Entzündungsvorgänge. Brennnessel, wilder Löwenzahn, Giersch, Spitzwegerich,

Gichtkraut Giersch

Weil die Blätter des Doldengewächses Ähnlichkeiten mit einem Ziegenfuß haben, ist Giersch auch unter dem Namen „Geißfuß" bekannt. Giersch hat einen vergleichsweise hohen Eiweißanteil, ist reich an Kalium, Flavonoiden sowie ätherischem Öl. Aufgrund seiner entzündungshemmenden Wirkung wird Giersch bei Gicht und Rheuma verwendet und deswegen auch „Gichtkraut" genannt. Giersch gedeiht in feuchten, schattigen Lagen, siedelt sich aber auch gerne in Gärten an und ist dort recht hartnäckig. Verwenden lassen sich die jungen Blätter, die kleinen weißen Blüten sowie die kümmelähnlichen Früchte.

Melde oder Vogelmiere findet man am Starnberger See, aber auch anderswo.

In eine ähnliche Richtung geht die Recktenwald Naturkur, die der Naturlehrer Jürgen Recktenwald mehrmals im Jahr zu verschiedenen Wachstumszyklen anbietet. Die Kur dient der Körperentgiftung, der Entschlackung, der Blutreinigung und dem Säure-Basen-Ausgleich. Sie stärkt das Immunsystem, die Selbstheilungskräfte, steigert die Vitalität und das allgemeine Wohlbefinden. „Da diese Nahrung allen Menschen kostenlos zur Verfügung steht, schenkt sie die Möglichkeit für ein Leben in Freiheit, Gelassenheit und Gesundheit", so Jürgen Recktenwald. Er selbst ernährt sich seit 1988 vorwiegend von Wildkräutern und ist immer noch fasziniert vom Reichtum und der Kraft der Naturnahrung. So entstand seine Tätigkeit als Naturlehrer. In Vorträgen, Kuren und Ausbildungen vermittelt er eine einfache und natürliche Ernährungsweise. „Unkraut für die Unwissenden, Heilkraut für die Wissenden", lautet seine Devise.

Wildpflanzen in der Stadt

Es gibt kaum ein körperliches Gebrechen, kaum eine Krankheit, die nicht durch die Blätter, Blüten, Früchte oder Wurzeln einer in der Natur vorkommenden Pflanze gelindert oder geheilt werden kann. Johanna Paungger hat etwa gegen Besenreiser folgendes Rezept: „Besorgen Sie sich Kunigundenkraut (Wasserdost, lat. Eupatorium cannabinum), zerstampfen Sie es und legen Sie den Brei bei abnehmendem Mond auf, 14 Tage lang jeden Tag. In Kräuterläden oder in der Apotheke kann man Kunigundenkraut normalerweise bestellen und zu einem Brei verarbeitet auflegen (vorher mit wenig kochendem Wasser überbrühen, ziehen lassen, bis abgekühlt und von breiiger Konsistenz). Allerdings kommt die Pflanze in der Natur recht häufig vor, meist auf mageren Wiesen und frisch tut sie bessere Dienste."

Spitzwegerich

Die hochwachsende Pflanze mit ihren schmalen langen Blättern und den eiförmigen Blüten enthält unter anderem Schleimstoffe, Saponine, Zink, Kalium und Kieselsäure. Die jungen Blätter sind reich an dem antibiotisch wirkenden Pflanzenstoff Aucubin. Spitzwegerich wirkt entzündungshemmend und wird in der Naturheilkunde bei Husten und Bronchialinfekten eingesetzt. Der champignonartige Geschmack der Spitzwegerich-Knospen passt zu Salaten, Suppen und Eierspeisen. Die Blütenknospen lassen sich auch – in Rapsöl gedünstet – als Snack knabbern; die klein geschnittenen Wurzeln über Pizza streuen.

Wer offenen Auges durch die Stadt spaziert, kann dort eine ganze Menge an Wildpflanzen entdecken: Gänseblümchen, Löwenzahn, Brennnessel, Brombeeren, Holunder sowieso, aber auch seltenere Pflanzen wie Kunigundenkraut, Geißraute oder Scharbockskraut. „Für Tiere und Pflanzen wird der urbane Lebensraum zunehmend attraktiv", schreibt der Zoologe Josef H. Reichholf in seinem Buch „Stadtnatur". In einem Umland der Monotonie, wie sie durch die moderne Landwirtschaft entstanden ist, werden Städte zu Inseln der Artenvielfalt. Die artenreichsten und im Hinblick auf die Seltenheit besten Stadtbiotope finden sich dabei in aufgegebenen Nutzflächen von Bahnanlagen, Industriegeländen oder ehemaligen oder unvollendeten Bebauungen. „Das Bild von der ‚schlechten Stadt' und dem ‚guten Land' muss dringend revidiert werden", so fordert Reichholf. „Was den Einsatz von Giften, Überdüngung, Grund- und Abwasserbelastungen anbelangt, haben sich die Verhältnisse zwischen Land und Stadt in den letzten Jahren geradezu umgekehrt." Allerdings gibt es in der Stadt ein Problem, das Sammlern von Wildpflanzen oftmals die Lust an ihrem Fund vergehen lässt: Gerade an einfach zugänglichen Stellen markieren Hunde die Pflanzen. Aber es finden sich genügend Plätze, an denen Wildkräuter an geschützten Ecken wachsen.

Bei einem Besuch in Frankfurt riet Johanna Paungger mir, am Ufer des Mains mal nach Schöllkraut Ausschau zu halten, denn ich war auf der Suche nach einem Mittel gegen Warzen. Tatsächlich wurde ich dort auch fündig und pflanzte ein derartiges „Warzenkraut" in einem Topf auf unserem Balkon an. Der orangegelbe Saft, der aus der Bruchstelle quillt, wenn man ein Blatt von der Pflanze abbricht, ist ein legendäres Warzenmittel. Allerdings konnte ich die Heilkraft des Schöllkrauts nicht wirklich testen, denn die Warze, für die es gedacht war, stellte sich schließlich als Hühnerauge heraus, für das die Fußpflegerin und nicht das Heilkraut zuständig war. So steht das Schöllkraut auf unserem Balkon immer noch für seinen Einsatz bereit.

Vielseitige Brennnessel

Die Brennnesseln sind sehr vielseitige Wildpflanzen. Sie enthalten Eisen, Kalium, Magnesium sowie Vitamin C und helfen bei Magen- und Darmproblemen, bei Gicht und Rheuma sowie bei Harnwegsinfekten. Außerdem dienen sie aufgrund der enthaltenen Kieselsäure der Haargesundheit. Brennnesseln gedeihen an vielen Orten – an Feldwegen, auf Brachland, an feuchten Waldstellen oder an Ufern. Besondere Kennzeichen sind ihre Brennhärchen an Stängeln und Blättern, die auf der Haut ganz schön brennen und rote Pusteln auslösen können. Deshalb sind beim Sammeln Handschuhe anzuraten. Brennnesseln erinnern an Spinat, sind aber aromatischer und haben eine würzige Note. Verwendbar sind die Blätter, die Samen, aber auch die Wurzeln der Pflanze.

Auf Kräuterspaziergängen die Vielfalt der Natur entdecken

Claudia Schwarzmaier hat die Mitarbeit an diesem Buch zu einer Kräuterwanderung in
Bad Tölz inspiriert. Hier erzählt sie von ihren Erlebnissen:

Es regnete nicht, es goss wie aus Kübeln und da alles noch mit Blitz und Donner gewürzt war,
startete der Kräuterspaziergang zunächst in der guten Stube des Kräutererlebniszentrums in
Bad Tölz. Rund 15 Teilnehmer drängten sich um die kleinen Tische und waren zunächst einmal
ratlos, denn die kurzweiligen Bilderrätsel zu einer Wildpflanze wurden erst beim letzten Bild
von einer Teilnehmerin gelöst. Zunächst konnte sich keiner einen Reim darauf machen, welche
Pflanze eine Mausleiter, ein Hemdenknopf, ein Lämmerschwanz, ein Josephskraut, eine Venusbraue, ein Tausendblatt oder ein Bauchwehkraut sein sollte. Als die Schafgarbe als gesuchtes
Kraut dann die Runde machte, wurde schnell klar: Die meisten dieser unterschiedlichen, volks-
tümlichen Namen für diese Pflanze beziehen sich auf das Aussehen. Denn hier erinnern die
festen Blätter, die dem Blattstängel fast symmetrisch gegenüberstehen, sowohl an eine alte
Leiter mit einem Mittelholm, als auch an eine buschige Augenbraue – früher ein Schönheitside-
al bei Frauen (deshalb Venusbraue), oder an die Schwänze von Lämmern. Die kleinen Blüten
wiederum sehen fast wie kleine Hemdenknöpfe aus. Da die Schafgarbe unter anderem krampf-
lösend wirkt, gibt dagegen der Name Bauchwehkraut einen ziemlich eindeutigen Hinweis auf
ihre Heilwirkungen. Etwas schwieriger wird es beim Namen Josephskraut. Der Heilige Josef war
bekanntlich Zimmermann, und kleinere oder größere Blessuren sind bei diesem Handwerk
unvermeidlich. Die Schafgarbe wiederum wurde früher auch als Wundheilmittel eingesetzt.
Finden kann man die Schafgarbe übrigens auf trockenen Wiesen und Weiden und am
Wegesrand.

Das wundersame Pflänzlein scheint aber noch ganz andere Wirkungen zu haben, denn just als
die Referentin, Dipl. Biologin Karin Greiner, mit dem Thema Schafgarbe fertig war, hörte es auf
zu regnen und die Sonne lugte hervor. Mit kleinen Teebeutelchen „bewaffnet" ging es deshalb
hinaus in die frisch gewaschene Luft. Wer nun allerdings dachte, jetzt beginnt erst einmal ein
langer Spaziergang, der hatte sich getäuscht, denn praktischerweise ist der Gehweg entlang des
Kräutererlebniszentrums mit großen Blumenbottichen gesäumt, in denen quietschfidel und von

den meisten Spaziergängern nicht beachtet, ein wahres Kräuterparadies wächst. Klar, bei gutem Wetter wird natürlich gewandert bzw. spazieren gegangen, aber für ein wetterbedingtes Kurzprogramm sind die Kräuterbottiche genial.

Besonders faszinierend ist, was man auch zu bekannten Kräutern wie der Pfefferminze bei einer Kräuterführung erfahren kann. Wer weiß schon, dass der Name Minze sich von der Nymphe Minthe ableitet. Der Schönheit dient die Minze auch heute noch, denn der heiße Dampf von Minze ist gut für die Haut. Ein paar Minzblättchen wanderten dann auch als erste Kräuterblätter in das Teebeutelchen. Diesen Blättchen folgten noch weitere, mit interessantem Wissen gespickte Kräuterblätter wie Zitronenmelisse, Wermut, Tripmadam, Salbei und noch etliche mehr, bevor die Truppe zum Schluss nach den Duftgenüssen auch noch eine kleine Kostprobe von alternativen Brotaufstrichen mit Blüten und Beeren als würziges Geschmackserlebnis genießen durfte. Es schmeckte so fein, dass einige der Teilnehmer den frisch zubereiteten Aufstrich am liebsten gleich gekauft hätten, aber selber machen heißt die Devise.

Für das Selberpflücken oder Pflanzen im Garten oder auf dem Balkon lohnt es sich wirklich, sich das entsprechende Wissen anzueignen. Will man die Kräuter in der freien Natur sammeln, sollte man am besten immer eine kleine Gartenschere dabei haben, wie mir Aki Schwarzenberger, eine der Kräuterpädagoginnen, in einer anschließenden Wildpflanzenwanderung erklärte. Es versteht sich auch fast von selbst, nicht zu viele Pflanzen von einem Ort zu sammeln, sondern an mehreren Stellen. Praktisch sind kleine Plastikbeutel, in denen die Pflanzen getrennt nach den Arten verwahrt werden können, da sie sonst gegenseitig die Düfte annehmen und das wäre ziemlich schade. Wie schon bei dem ersten Kräuterspaziergang in Bad Tölz fesseln mich besonders die spannenden Fakten und Geschichten über und von den Pflanzen. An einer Bachböschung schmiegt sich ein Mädesüß an einen Waldziest. Die fedrigen, weißen Blüten des Mädesüß duften herrlich nach Honig und Bittermandel, dabei enthält die Pflanze Salicylsäure, ein Wirkstoff aus dem früher „Aspirin" hergestellt wurde. Der Waldziest mit seinen violetten Blüten enthält die gleichen Stoffe wie Hopfen und die getrockneten Blüten und Blätter in einem kleinen Kissen fördern den Schlaf. Es gäbe noch viele Geschichten zu erzählen, am besten man macht einfach mal selbst bei einer Kräuterwanderung mit, um danach mit einem ganz anderen Blick die Pflanzen am Wegesrand zu erkennen.

Kräuterwanderungen liegen im Trend

Kräuter-Erlebnis-Laden Tölzer Land

Das Wissen um die einheimischen Wildpflanzen fasziniert die Kräuterpädagogen des Tölzer Lands schon seit Langem. Die Bilderbuchlandschaft bietet einen schönen Rahmen für Exkursionen und Veranstaltungen, in denen die Kräuterpädagogen Wissenswertes über die Wildpflanzen und deren Verwendung vermitteln.

www.kraeuter-erlebnis-laden.de

Johanna Paungger zählte übrigens zu den Ersten, die organisierte Kräuterwanderungen anboten. Was Anfang der 1990er Jahre noch etwas ganz Besonderes war, gibt es mittlerweile an vielen Stellen. Wildpflanzen zu sammeln liegt im Trend, überall sprießen Angebote aus dem Boden, um das unerhörte Potenzial von Wildpflanzen Interessierten nahe zu bringen und für sie nutzbar zu machen. Im Kräutererlebniszentrum Bad Tölz bietet beispielsweise Astrid (Aki) Schwarzenberger ihre Dienste als zertifizierte Kräuterpädagogin und Naturcoach an. „Seitdem sich eine kleine Flugfrucht in meinem Garten niedergelassen hat, und daraus ein dicker Löwenzahn entstanden ist, ergänzen Wildkräuter meine Mahlzeiten. Sie dürfen kreuz und quer in meinem kleinen Garten wachsen und ich behandele sie nicht mehr wie Unkraut", stellt sie sich im Internet vor. Als Filmautorin für das Bayerische Fernsehen hatte sie die Möglichkeit, mehrfach über die mittlerweile verstorbene Kräuterpionierin Eva Aschenbrenner zu berichten. „Pappus" – die Flugfrucht inspiriert sie dazu, den Teilnehmern ihrer Kurse und Kräuterwanderungen die Angst vor Un-Kräutern zu nehmen. Sie selbst kauft schon lange keine Gewürze mehr, denn der Geschmack von Bärlauch, Gundermann, Spitzwegerich und wildem Kümmel reicht ihr in ihrer Küche vollkommen.

Naturerlebnis Kräutersammeln

Das Sammeln von Wildpflanzen bringt über den eigentlichen Nutzen der Wildpflanzen noch weitere Effekte. Der amerikanische Biologe Edward O. Wilson ist davon überzeugt, dass die Menschen eine angeborene Vorliebe für eine natürliche Umgebung haben. „Biophilie" nennt der Naturwissenschaftler und Pulitzerpreisträger die Liebe der Menschen zur Natur. Wir fühlen uns aufgrund einer tiefen Neigung zu anderen Lebewesen hingezogen und sind von dem nahezu unstillbaren Drang erfüllt, Landschaften zu betrachten und Wildnis zu erleben. Wie stark der Kontakt zu Pflanzen und Tieren, der Blick ins

Grüne oder der Kurztripp in die Natur tatsächlich zum Wohlbefinden beitragen, belegen eine Reihe von Studien. So konnten Wissenschaftler zeigen, dass natürliche Umgebungen besser als urbane Umgebungen zur Erholung taugen. Nach einer großen Metastudie schlussfolgerten Forscher, dass Personen, die Zugang zur Natur haben, gesünder und zufriedener mit ihrem Leben sind. Die Natur scheint Auswirkungen auf Menschen zu haben, die durch nichts zu ersetzen sind.

Wildpflanzen im Internet

Möglicherweise ist diese Biophilie, diese Sehnsucht nach Natur, auch ein Grund dafür, warum es solch engagierte Wildpflanzen-Seiten im Internet gibt. Denn oft genügt es schon, Bilder und Fotos von Grünem anzuschauen, um sich gleich besser zu fühlen. Auf den „Heilkräuter-Seiten" beispielsweise kann man sich zu Hunderten von Wildpflanzen einen Steckbrief nebst Fotos anzeigen lassen. Auch die Pflanzenbestimmung wird auf der Seite www.heilkraeuter.de leicht gemacht. Hier werden Pflanzen nach Blütenfarbe und Anzahl der Blätter sortiert, so dass man Pflanzen wie etwa den Ehrenpreis schnell identifizieren kann. Heilpflanzen-Beschreibungen und dazu passende Rezepte kann man sich auch in der www.heilpflanzen-welt.de anzeigen lassen. Eher magisch orientiert ist der Kräuter-Almanach: Hier geht es um Kräuter-Magie, Hexen, Märchen und Blüten-Orakel. Auf der Seite von www.rohspirit.de werden die vergessenen Wirkungen der Pflanzenwelt auf Körper, Geist und Seele beschrieben.

Die Beschäftigung mit der ungezähmten Natur scheint im Menschen eine ganze Menge Kreativität freizusetzen. So sind im Internet beispielsweise Fotos von Wildblüten-Torten zu finden, auch philosophische Betrachtungen kommen nicht zu kurz: „Ein paar Handvoll Wildkräuter, Blumen, Früchte, Samen, Quellwasser, Bewegung und Entspannung, dazu ein freundliches Umfeld und es geht uns gut", fomuliert Jürgen Recktenwald aus Erfahrung.

Links im Internet

www.heilkraeuter.de
www.heilpflanzen-welt.de
www.kraeuter-almanach.de
www.rohspirit.de

Rezepte

Die folgenden Rezepte stammen aus der Küche von Elisabeth Menzel. Zu ihren Spezialitäten gehören vor allem rohköstliche Gerichte mit frischen, regionalen Zutaten und jeweils einer „wilden" Komponente. An der Naturschule von Jürgen Recktenwald in Baden-Baden absolvierte die 32-Jährige eine Wildkräuter-Ausbildung.

Wissenswertes zu Dost

Die Gattung **Origanum** besteht aus rund 40 Arten. Der hier verwendete Gewöhnliche Dost (Origanum vulgare) ist übrigens ein Verwandter des ebenfalls als Küchenkraut bekannten Majorans (Origanum majorana).

Dost enthält bis zu 4 Prozent ätherisches Öl. Deshalb duftet er so aromatisch. In der Küche können Blätter, Triebspitzen und Blüten verwendet werden.

Sommerlicher Hirtensalat mit Dost

Er ist für mich der Inbegriff von Sommer und mediterranem Lebensgefühl: der Gewöhnliche Dost. Im Handel gibt es das Kraut in Töpfen zu kaufen – unter dem Namen „Oregano". Der aromatische Zeitgenosse wächst in unseren Breiten aber auch kostenlos unter freiem Himmel. Ganz besonders liebt er sonnige Böschungen, Hecken- und Waldränder.

Zutaten für 2 Personen
1 Salatgurke | 4 bis 6 reife Tomaten | 1 gelbe Paprika | 1 orangefarbene Paprika | 1 rote Zwiebel | Feta- oder Schafskäse nach Belieben | Oliven nach Belieben | 4 EL Olivenöl | 2 EL milder Balsamico-Essig | Salz | Pfeffer | Chiliflocken | bis zu 20 Triebspitzen Dost

Zubereitung
Die Gurke schälen (bei Bio-Ware darf die Schale dranbleiben) und in Scheiben hobeln. Tomaten und Paprika entkernen und würfeln. Zwiebel schälen und in feine Ringe schneiden. Käse würfeln, Oliven nach Belieben ganz lassen oder in Scheiben schneiden. Alles vermischen und mit der Sauce aus Olivenöl, Balsamico und den Gewürzen übergießen. Etwas ziehen lassen. Die Dost-Blättchen entweder einzeln abzupfen oder die Triebspitzen mit einem Wiegemesser fein wiegen. Über den Salat streuen. Mit Baguette oder Ciabatta servieren.

Erfrischender Mango-Smoothie mit Sauerampfer

Erinnern Sie sich an den Geschmack von süß-saurem Fruchtgummi? Als Kind liebte ich besonders die Sorten „Apfelringe" und „Saure Bohnen". Dieser Smoothie schmeckt mindestens genauso lecker – kommt aber ohne Zucker, Geschmacksverstärker und andere zweifelhafte Inhaltsstoffe aus.

Zutaten für 2 große oder 4 kleine Gläser

2 reife Mangos | 2 Handvoll Sauerampferblätter | 1 Messerspitze Vanillepulver | 1 Prise Salz | 500 ml Mandelmilch oder mehr | Eiswürfel nach Belieben

Zubereitung

Die Mangos schälen, das Fruchtfleisch vom Kern lösen und in Würfel schneiden. Den Sauerampfer waschen, trocken tupfen und mit den übrigen Zutaten in einem Hochleistungsmixer sämig pürieren. Dies dauert etwa 30 Sekunden. Mangos dicken beim Mixen etwas ein. Ich mag diese puddingähnliche Konsistenz gern. Möchten Sie Ihren Smoothie allerdings dünnflüssiger haben, fügen Sie einfach noch mehr Mandelmilch hinzu. Lieben Sie es besonders süß, können Sie den Drink mit etwas Agavendicksaft oder Akazienhonig abschmecken. Zum Schluss einige Eiswürfel zugeben und nochmal kurz aufmixen. Den Smoothie in hübsche Gläser füllen und sofort servieren.

Ein Hochleistungsmixer tut bei der Zubereitung grüner Smoothies gute Dienste. Die Drinks werden darin besonders sämig und es bleiben keine störenden Fasern übrig. Das Rezept funktioniert aber auch mit einem normalen Haushaltsmixer, wenngleich das Mundgefühl dann nicht ganz so angenehm ist. Mixen Sie einfach ein wenig länger und finden Sie sich mit vereinzelten kleinen Stückchen ab. Dem Geschmack tun sie jedenfalls keinen Abbruch.

Wissenswertes zu Sauerampfer

Sauerampfer enthält Flavonoide, reichlich Vitamin C, Karotin und Eisen. Er ist aber auch oxalsäurehaltig – genau wie Spinat, Spargel oder Mangold. Bei übermäßigem Konsum über mehrere Monate hinweg kann Oxalsäure die Nieren reizen. Also in Maßen genießen!

Wissenswertes zu Mandelmilch

Mandelmilch erhalten Sie fertig im Bioladen oder Reformhaus. Achten Sie auf die Inhaltsstoffe! Manche Marken enthalten viele Zusätze und Süßungsmittel. Ich bevorzuge die ungesüßte Variante oder mache meine Mandelmilch selbst.

Vorsicht! Der Bärlauch kann leicht mit giftigen Pflanzen wie Herbstzeitlose oder Maiglöckchen verwechselt werden. Der gängige Tipp, die Blätter zur Identifikation zwischen den Fingern zu zerreiben, bietet keine ausreichende Sicherheit. Sobald Sie nämlich ein Blatt zerrieben haben, haftet der Geruch an Ihren Fingern und verfälscht die nächsten Versuche. Besondere Verwechslungsgefahr besteht übrigens mit dem stark giftigen Gefleckten Aronstab. Er wächst zur selben Zeit an den selben Standorten. Schon oft habe ich Aronstab-Büschel inmitten eines Bärlauch-Feldes entdeckt. Hier hilft nur genaues Hinschauen. Lassen Sie sich schulen, besuchen Sie Kräuterwanderungen oder fragen Sie vor dem Verzehr einen Sachkundigen.

Flotte Bärlauchsuppe

Im Gegensatz zu vielen anderen Wildkräutern ist der Bärlauch mittlerweile geradezu massenkompatibel geworden. Zur Bärlauchzeit im Frühjahr gibt es die grünen Blätter sogar beim Discounter zu kaufen. Am besten schmeckt er aber immer noch selbst gesammelt.

Zutaten für 4 Personen

100 g Bärlauchblätter | 1 Liter ungesüßte Mandelmilch | 2 EL Mandelmus | 2 EL Tahin (Sesammus) | 1 EL Instant-Gemüsebrühe oder mehr nach Geschmack | Salz | Pfeffer | Apfelessig zum Abschmecken

Zubereitung

Den Bärlauch waschen, trocken schütteln und in grobe Streifen schneiden. Mit den übrigen Zutaten in einem Hochleistungsmixer pürieren. Mit den Gewürzen und einem Schuss Apfelessig abschmecken. Dann den Mixer ca. 4 Minuten laufen lassen, bis die Flüssigkeit warm wird und dampft. In vorgewärmte Suppenteller füllen und servieren.

Ich liebe diese rohköstliche Suppe, sie ist aber nicht jedermanns Sache. Wer es lieber klassisch und gekocht mag, versucht die folgende Variante.

Bärlauchsuppe klassisch

Zutaten für 4 Personen

100 g Bärlauchblätter | 5 Kartoffeln, mittelgroß | 1 Zwiebel (optional) | 1 Liter Gemüsebrühe | 50 ml Sahne | Salz | Pfeffer | Butter

Zubereitung

Die Kartoffeln schälen und würfeln. Den Bärlauch waschen, trocken schütteln und in grobe Streifen schneiden. Die Zwiebel schälen, würfeln und mit der Butter in einem Topf anschwitzen. Mit Brühe aufgießen und Kartoffeln sowie Bärlauch hinzugeben. Langsam köcheln lassen, bis die

Kartoffeln weich sind. Dann die Suppe mit einem Pürierstab mixen. Gewürze zugeben, abschmecken und nochmal durchmixen. In Suppenteller füllen und jeweils mit einem Schuss Sahne garnieren.

Würziges Giersch-Pesto

Er ist der Schrecken aller Gärtner: Wo sich Giersch einmal ausgebreitet hat, wird man ihn nicht so schnell wieder los. Seine unterirdischen Triebe wuchern wie wild und schon kleine, beim Jäten vergessene Wurzelreste genügen, um ihn wieder austreiben zu lassen. Kämpfen Sie lieber gar nicht erst gegen ihn an. Essen Sie den Giersch einfach auf!

Zutaten für 2 bis 4 Personen
2 Handvoll Giersch | 1 kleine Knoblauchzehe | 4 EL geschälte Pistazien 1 TL abgeriebene Schale einer Bio-Zitrone | 6 EL mildes Olivenöl, kaltgepresst | Salz | Agavendicksaft | weißer Pfeffer

Zubereitung
Den Giersch abbrausen und trocken schütteln. Dann verlesen und eventuell vorhandene harte Stiele entfernen. Den Knoblauch schälen und hacken. Alle Zutaten in einem Mixer oder einer Küchenmaschine mit S-Klinge fein pürieren. Mit Salz, weißem Pfeffer und einem Spritzer Agavendicksaft abschmecken. Wenn Sie Ihr Pesto dünnflüssiger mögen, esslöffelweise etwas Gemüsebrühe zugeben. Übriges Pesto lässt sich – mit etwas Öl bedeckt – in einem Schraubglas einige Tage im Kühlschrank aufbewahren.

Das Giersch-Pesto schmeckt sehr lecker zu Spargel und neuen Kartoffeln, aber auch aufs Brot, zu gedünstetem Gemüse oder zu Nudeln.

Wissenswertes zu Giersch

Giersch gehört zur Familie der Doldenblütler und ist daher nicht leicht von verwandten, teilweise giftigen Arten zu unterscheiden. Verwenden Sie ihn also bitte nur, wenn Sie ihn sicher bestimmen können. Er schmeckt ein wenig nach Karotte und Petersilie und ist reich an Kalium, Magnesium, Calcium, Mangan, Zink, Kupfer sowie Vitamin A und C. Am leckersten sind die hellgrünen, jungen Blätter, die noch ein wenig glänzen.

Gemeinschaft leben

Die wirkungsvollste Strategie für Gesundheit und Lebensglück ist der Aufbau und die Pflege von Beziehungen. Allerdings genügen dafür nicht möglichst viele Freunde auf Facebook oder Twitter. Beziehungen wollen im realen Leben gepflegt werden.

Während ich mich mit dem Thema dieses Kapitels befasse, habe ich immer wieder einen Film vor Augen, der sich in meinem Gedächtnis eingeprägt hat: „Cast Away". Tom Hanks spielt darin einen Angestellten des US-amerikanischen Logistikunternehmens FedEx. Als Einziger überlebt er einen Flugzeugabsturz im Südpazifik und findet sich auf einer einsamen Insel wieder. Nach und nach werden Pakete aus der abgestürzten Transportmaschine an den Strand gespült. Eines dieser Pakete enthält einen Volleyball, der für den Protagonisten Chuck Noland bald eine existenzielle Bedeutung bekommt: Er wird, nachdem Chuck ihm mit dem Blut einer Handverletzung ein menschliches Gesicht aufgemalt hat, zu einem stummen „Freund". Mit ihm führt er immer wieder Selbstgespräche und wird so vor Verzweiflung und Wahnsinn bewahrt. Nach dem Logo des Herstellers Wilson Sporting Goods auf dem Ball nennt Chuck ihn „Wilson" und macht ihn zu seinem ständigen Begleiter. Nach einem ersten gescheiterten Versuch, die Insel zu verlassen, unternimmt er Jahre später einen zweiten, besser vorbereiteten Fluchtversuch. Es gelingt ihm, ein Floß zu bauen und damit die gefährliche Küstenbrandung zu überwinden. In einem Sturm verliert er jedoch Wilson. Er stürzt sich in die Fluten, um Wilson zurückzuholen, muss seinen Bergungsversuch jedoch aufgeben, weil sein Floß in die andere Richtung abdriftet. Chucks Verzweiflung über den Verlust von Wilson ist grenzenlos und der Zuschauer bangt, ob er überhaupt noch die Kraft hat, ganz auf sich zurückgeworfen in dieser menschenfeindlichen Umgebung durchzuhalten. (Der Film geht gut aus: Chuck Noland wird Wochen später halbtot von der Besatzung eines Containerschiffes entdeckt und gerettet.)

Urvertrauen

Ob jemand in den ersten Jahren seines Lebens einen sicheren Bindungsstil entwickelt, wirkt sich auch auf die Qualität der späteren Partnerschaften aus. Menschen mit sicherem Bindungsmuster fällt es vergleichsweise leicht, die Nähe eines Partners zuzulassen, und sie haben gleichzeitig weniger Angst, verlassen zu werden.

Das Bedürfnis nach Bindung

„Der Mensch wird am Du zum Ich", behauptete der Religionsphilosoph Martin Buber schon im Jahr 1923. Die Einsicht, dass es sich hierbei um ein menschliches Grundbedürfnis handelt, war in Psychologenkreisen lange Zeit umstritten. Auch Sigmund Freud wollte daran

Kulturtat Familie

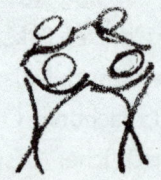

Unter dem Namen „Kulturtat Familie" haben sich in Frankfurt am Main Frauen mit ganz unterschiedlichen Lebensgeschichten zusammengetan, um einem gemeinsamen Anliegen Gehör zu verschaffen.

Sie beobachten: Die öffentliche Diskussion in der Familienpolitik hat die Frage nach individueller Erziehungsarbeit in den Hintergrund gedrängt. Die Vielfalt gelebter Familienformen wird übersehen. Die ganz persönlichen Einstellungen, Erfahrungen und Bedingungen der Frauen, die ihr Zuhause für Kinder bewusst gestalten, werden nicht gehört. Ihnen eine Stimme zu verleihen, würde heißen, anderen – ganz lebenspraktischen – Aspekten, die vor allem das Kind und seine Bedürfnisse in den Mittelpunkt stellen, Raum zu geben.

www.familie-ist-kulturtat.jimd.com

noch nicht so recht glauben. Er ordnete alles Zwischenmenschliche dem Lustprinzip unter. Erst aufgrund der Arbeiten des englischen Psychiaters John Bowlby erkannte man mehr und mehr, dass menschliche Bindungen einem eigenständigen Bedürfnis entspringen. Nach dem Ende des Zweiten Weltkrieges beschäftigte sich Bowlby mit der Frage, wie sich Waisen im Unterschied zu Kindern mit Eltern entwickelten. Dem gerade geborenen Säugling scheint es, so die Ergebnisse Bowlbys, ziemlich egal, wer ihn ernährt und pflegt. Während der ersten Lebensmonate reagiert das Baby bei jeder ihm zugewandten Person auf die gleiche Weise. Selbst ein fremder Mensch kann einem achtwöchigen Baby ein Lächeln entlocken oder wird als Tröster akzeptiert. Nach dieser sogenannten Vorbindungsphase gewinnt die Mutter als Hauptpflegeperson zunehmende und etwa ab dem siebten Lebensmonat eine überragende Bedeutung. Die Qualität der Mutter-Kind-Bindung ist insbesondere in dieser Phase entscheidend. Wird das kindliche Bedürfnis nach stabiler und intensiver Bindung ausreichend erfüllt, dann wendet sich das Kind ab dem zweiten Lebensjahr mit großem Entdeckergeist auch anderen Menschen und Dingen zu. Der amerikanische Psychologe Erik H. Erikson prägte im Jahr 1959 für den so gelungenen Start ins Leben den Begriff „Urvertrauen". Es bildet das Fundament für unsere zwischenmenschlichen Beziehungen als Jugendliche und Erwachsene.

Frühkindliche Beziehungspflege

Diese frühen Forschungsarbeiten machen deutlich, wie wichtig es ist, Menschen schon im Kleinkindalter Aufmerksamkeit und Sicherheit zu vermitteln. Zahlreiche wissenschaftliche Untersuchungen belegen inzwischen, dass Kinder mit sicherem Bindungsverhalten anders spielen, effektiver kommunizieren, selbstständiger sind und mehr Selbstvertrauen besitzen. Nach allem, was man heute über die kindliche Entwicklung weiß, tragen zwei Faktoren dazu bei, dass Kinder einen sicheren Bindungsstil entwickeln: eine präsente, liebende Bezugsperson und deren Sensibilität für die Regungen des Kindes.

Bestandsaufnahme: Der Zustand der Gesellschaft

In der Zeitschrift „pro Zukunft" rezensieren Mitarbeiter der Robert-Jungk-Stiftung in Salzburg aktuelle Publikationen, die sich mit dem Zustand der Gesellschaft und deren künftigen Entwicklungen beschäftigten. In der Sommer-Ausgabe des Jahres 2014 skizzieren sie ein düsteres Bild: „Von der Rüpelrepublik bis zur Post-Kollaps-Gesellschaft" lautet die Hauptüberschrift in der Rubrik „Gesellschaft" und sie präsentieren Bücher, die diese These auf erschreckende Weise untermauern. So wird etwa der Journalist Jörg Schindler mit seinem Buch „Die Rüpelrepublik" vorgestellt, der auf pointierte Art den zunehmenden Egoismus der Menschen, die Abnahme von Gemeinsinn und den Verfall von sozialem Zusammenhalt beschreibt. Der Autor verbindet darin seine Wahrnehmungen über die Zunahme der Ellenbogenmentalität und des Ego-Denkens mit wissenschaftlichen Erkenntnissen und empirischen Befunden. Als Schauplätze beschreibt er die deutschen Straßen, auf denen das „Faustrecht" Einzug hält, ebenso wie das Parkett von Politik und Wirtschaft, wo sich „Anstand immer weniger auszahlt". In seinem Buch kritisiert er den überzogenen Individualismus („Nichts als die Freiheit"), aber auch das Fernsehen, das aus der „Tu- eine Guckgesellschaft" gemacht habe, oder die „falschen Freunde" der sozialen Netzwerke.

Geld schadet den Beziehungen

Es ist paradox: Gerade in den Ländern, in denen das Bruttoinlandsprodukt stetig steigt, nimmt die Lebenszufriedenheit immer mehr ab. Man bezeichnet dieses Phänomen auch als Easterlin-Paradox, nach seinem Entdecker Richard Easterlin, einem Wirtschaftswissenschaftler an der University of Southern California in Los Angeles. Der Psychologe und Wissenschaftsredakteur Bas Kast beschäftigt sich in seinem Buch „Ich weiß nicht, was ich wollen soll", mit diesem Phänomen und schreibt: „Das Wohlstandsparadox wird noch paradoxer durch die Beobachtung, dass offenbar ausgerechnet wir priviligierten Menschen in den reichen Nationen mit psychischen Problemen zu kämpfen haben." Forscher der Weltgesundheitsorganisation WHO haben kürzlich die Häufigkeit von 18 psychischen Störungen in sieben Entwicklungsländern und sieben der wohlhabendsten Nationen der Welt ermittelt und dabei herausgefunden: Die Menschen in den reichen Ländern litten häufiger unter psychischen Störungen. Der Wissenschaftsredakteur Bas Kas vermutet, dass Wohlstand auf Kosten intimer Beziehungen geht. Nach seiner Analyse führen Geld und Reichtum tendenziell zur Auflösung alter, traditioneller Gemeinschaften, enger Familienbande und verlässlicher Freundschaften und damit zu Einsamkeit und Isolation. „In unserer Wohlstandsgesellschaft haben wir fast alles im Überfluss, nur eins nicht – zwischenmenschliche Nähe", formuliert er überspitzt.

Wer Geld hat, muss seine Mitmenschen nicht länger um Hilfe bitten, sondern kann sich alles kaufen, was er braucht. „In einer wohlhabenden Dienstleistungsgesellschaft ist man zum Überleben im Grunde gar nicht mehr auf persönlich-intime Beziehungen – intakte Familienstrukturen, Freunde oder hilfreiche Nachbarn – angewiesen. Es stehen uns ja an allen Ecken und Enden Profis zur Verfügung (von Umzugsfirmen bis hin zu Altersheimen), die uns, wenn die Bezahlung stimmt, nur allzu gerne ‚zur Seite stehen' (in ärmeren Gesellschaften die Aufgabe von Familien, Nachbarn und Freunden)", schreibt Bas Kast auf zeit online. Die Konsequenz: Persönliche Beziehungen verlieren im Alltag wohlhabender Dienstleistungsgesellschaften systematisch an Bedeutung mit Folgen für unser Glück. „Gut möglich, dass unser Einzelgängertum auch mit ein Grund dafür ist, weshalb wir in der wohlhabenden Welt vermehrt unter Depressionen, Angststörungen und sozialen Phobien leiden. Spätestens wenn wir mit den unvermeidlichen Krisen des Lebens konfrontiert werden, zehrt das chronische Alleinsein an unseren Nerven. Wir brauchen Hilfe und in unserer Not wenden wir uns an die einzigen Kräfte, die für uns da sind: Profis."

Geld distanziert

Diverse Versuche, in denen Testpersonen unterschwellig an Geld erinnert wurden, zeigten: Geld distanziert, vermindert die Hilfsbereitschaft sowie die Spendenbereitschaft und führt zu einer erhöhten Selbstbezogenheit. Geld kann sogar unsere asoziale Seite zum Vorschein bringen: Nach einer in San Francisco durchgeführten Studie verhalten sich Fahrer von großen, teuren Autos durchgehend rüpelhafter als die Verkehrsteilnehmer mit kleineren und billigeren Wagen. Auch Fußgänger hatten unter den dicken Autos zu leiden: Luxusfahrzeuge bremsten an Zebrastreifen deutlich seltener als die Fahrer bescheidenerer Wagen.

Die totale Beziehungslosigkeit

In dem Buch „Junkies wie wir" schreibt der Autor Kurosch Yazdi – Psychiater und Leiter der Suchtabteilung eines österreichischen Krankenhauses – von „Verhaltenssüchten". Er geht davon aus, dass in jedem Menschen ein Junkie steckt und erklärt dies mit biochemischen Prozessen im Belohnungszentrum unseres Gehirns. „Verhaltenssüchte bedienen schnell und unkompliziert die zutiefst menschliche Suche nach Beziehung", erklärt der Autor: „Die Umwälzungen im gesellschaftlichen Leben – das sterile Familienleben, die Skrupellosigkeit der Wirtschaft, die Hilflosigkeit des Gesundheits- und Sozialapparates, die Fehleinschätzung des Bildungssystems, die Feigheit der politischen Kaste – all das ist Synonym für die totale Beziehungslosigkeit, die die Suchtgesellschaft kennzeichnet. Weil alle nur mehr mit Spielen, Shoppen und dem Internet beschäftigt sind und diese Tätigkeiten aufgrund ihrer biochemischen Wirkungen im Belohnungszentrum direkt ins Hamsterrad der Suchtbefriedigung führen, haben die Menschen den Bezug an Beziehungen verloren", analysiert er. Noch mehr: Wir leben zunehmend in einer „beziehungsunfähigen Gesellschaft", in der die Menschen weder ihre Freunde noch ihre Kollegen noch ihren Arbeitgeber persönlich kennen. Im Jahr 2030 entstehe durch Beziehungsunfähigkeit ein „Point of no return", weil ein beziehungsunfähiger Mensch nicht weitergeben könne, was er selbst niemals gelernt hat. Nicht zuletzt würden sich die Symptome der Suchtgesellschaft in der Körperlichkeit der Menschen widerspiegeln. „Die beziehungsunfähige Gesellschaft ist gleichzeitig eine Krüppelgesellschaft, die sich aus Fettleibigen, Herzschwachen, Diabetikern, Mangelernährten, Buckeligen und Halbblinden rekrutiert. Für keine der weitverbreiteten Verhaltenssüchte ist mehr ein Ausflug in die reale Welt notwendig."

Es ist eine gruselige Vision, die der Psychiater Kurosch Yazdi zeichnet, aber in manchen Ländern hat sie schon erschreckende Formen angenommen. Zum Beispiel in Japan: In seinem Beitrag „Jugend ohne Sex" beschreibt der Zeit-Autor Malte Henk, dass dort immer mehr junge Menschen nebeneinanderher statt miteinander leben. „Manche junge Japaner weigern sich, nach draußen zu gehen und mit anderen Menschen in Kontakt zu treten; sie verdämmern ihr Leben, unsichtbar für die Welt, so wie anderswo die Alten und Pflegebedürftigen. Die Japaner haben dafür ein eigenes Wort, Hikikomori – das Sich-Einschließen. Seit ein Psychologe dieser Störung Ende der 1990er Jahre ihren Namen gab, ist sie zur Metapher geworden für eine Jugend, die vor der Welt flüchtet. Man trifft in Japan junge Männer, die davon erzählen, wie sie über Jahre hinweg ihr Zimmer nur verlassen haben, um zur Toilette zu gehen", berichtet Malte Henk aus dem Land der „aufgehenden Sonne". Und er beschreibt: „Es gibt einen Satz, den fast jeder junge Japaner sagt, mit dem man in Tokio redet. Er lautet: „Wir haben doch alles." Junge Japaner verfügen über Mobiltelefone, Gitarren, das Auto ihrer Eltern, Computer, das Internet, pünktliche U-Bahnen, öffentliche Sicherheit, gute Ärzte und gesundes Essen. Malte Henk analysiert weiter: „Japan, könnte man sagen, ist so reich, dass es die höchste Zündstufe des Kapitalismus erreicht hat. Es könnte vom Wohlstand leben wie von einem Vermögen, das Zinsen abwirft. Die Jungen könnten ihre freie Zeit genießen, aufs Land ziehen, Kommunen gründen, Kinder kriegen, einfach so. Sie könnten neue Formen des Glücks erfinden, solche, die nicht gebunden sind an Fleiß, Festanstellungen und gebügelte Anzüge. Aber sie tun es nicht."

Statistisch gesehen leben in Japan 61 Prozent der unverheirateten Männer unter 34 ohne feste Partnerschaft und acht von zehn Singles sehen es als Vorteil, allein zu sein. Sie finden Beziehungen zu anstrengend. Vom Auslandsaufenthalt bis zu Freundschaften, vom sozialen Engagement bis hin zu Freizeitvergnügen ist in Japan alles rückläufig. „Kann man die Sehnsucht nach Nähe verlernen wie eine Fremdsprache? Ist es wirklich möglich, dass der Nachwuchs der drittgrößten Industrienation zu großen Teilen den einsiedlerhaften Rückzug

Definition Einsamkeit

Beziehungsmuster wie Familienstand, Mitgliedschaften in Gruppen und die Häufigkeit von Kontakten mit Freunden und der Familie geben wichtige Hinweise darauf, wie einsam sich ein Mensch fühlt, aber sie sind nicht alles. Denn in Sachen Einsamkeit kommt es vor allem auf die individuelle Einschätzung der Qualität der Beziehungen an. Einsamkeit entsteht aus der Wahrnehmung, dass die bestehenden sozialen Kontakte nicht den persönlichen Wünschen nach sozialer Teilhabe entsprechen.

antritt?", fragt der Autor. Forscher des Deutsches Institut für Japanstudien glauben, dass demnächst ein japanisches Wort in die deutsche Sprache gelangt, so wie einst Karoshi – Tod durch Überarbeitung. Der neue Kandidat des Instituts heißt Kodokushi – Tod in Einsamkeit.

Die fatalen Folgen der Einsamkeit

Mit den Folgen von Einsamkeit beschäftigt sich eine ganze Reihe wissenschaftlicher Untersuchungen. In einer im Februar 2014 veröffentlichten Studie kommen beispielsweise John und Stephanie Cacioppo vom Center for Cognitive and Social Neuroscience der Universität Chicago zu dem Schluss: Einsamkeit kann das Krankheitsrisiko und die Sterbewahrscheinlichkeit bei älteren Menschen erhöhen. „Individualismus und Autonomie wurden lange Zeit in westlichen Kulturen gefeiert", beobachten die Studienleiter. Die Menschen gingen davon aus, dass physische Bedürfnisse sowohl bei Kindern als auch bei älteren Menschen an erster Stelle stehen. „Doch die biologische Tatsache, dass wir soziale Wesen sind, ist nach wie vor gültig und es liegt in unserer Natur, dass wir Artgenossen verstehen, mit ihnen interagieren und mit ihnen Beziehungen knüpfen."

In unserer frühen Menschheitsgeschichte überlebten wir und kamen zu Wohlstand, weil wir uns mit anderen zusammenschlossen – zu Paaren, Familien oder zu Stämmen, die wechselseitig Schutz und Unterstützung boten. Eine Reihe von Studien kommt zu dem Schluss, dass soziale Beziehungen für mentales und körperliches Wohlbefinden auch heute noch über die gesamte Lebensspanne hinweg wichtig sind. Das Gefühl der Einsamkeit erfüllt für uns einen wichtigen Zweck: Es soll uns dazu bringen, die für uns essenziellen Verbindungen zu anderen Menschen zu erneuern. Wenn das Gefühl der Einsamkeit aber ignoriert wird, dann kann das schädliche Effekte für die mentale und körperliche Gesundheit nach sich ziehen.

Einsamkeit geht Frauen ans Herz

Frauen fühlen sich mehr als doppelt so häufig einsam wie Männer, fanden Forscher an der Universität Pittsburg heraus. Das hat Folgen für die weibliche Gesundheit: Frauen leiden im Vergleich zu Männern doppelt so oft unter Depressionen und haben ein deutlich erhöhtes Risiko für eine koronare Herzkrankheit. Bei Männern hingegen stellten die Forscher keinen Zusammenhang zwischen Einsamkeit und koronarer Herzkrankheit fest.

Einsamkeit macht krank

Wir sehr uns Einsamkeit seelisch, geistig und körperlich beeinflusst, zeigen die Studien von John Cacioppo und seiner Kollegen. Anhand einer repräsentativen Stichprobe von 2010 amerikanischen Erwachsenen, die zu Beginn der Untersuchung 50 Jahre und älter waren, beobachteten die Forscher über sechs Jahre hinweg (von 2002 bis 2008), wie sich der Effekt von Einsamkeit auf soziale Beziehungen, auf das Gesundheitsverhalten, das Krankheitsrisiko und damit auf die Sterbewahrscheinlichkeit auswirkte. Ein höheres Krankheits- und Sterberisiko durch Einsamkeit war schon zuvor in einigen Studien beschrieben worden.

Die Wissenschaftler konnten belegen, dass Einsamkeit dazu führt, dass sich Menschen traurig fühlen und öfter Depressionen entwickeln. Einsamkeit ist aber auch ein Risikofaktor für Herzkreislauf-Krankheiten, erhöhten Blutdruck, das metabolische Syndrom, für eine erhöhte Aktivität des Hypothalamus und der Nebennieren, veränderte Genexpression mit verminderter Kontrolle von Entzündungsprozessen sowie reduzierte Immunabwehr. Einsamkeit wurde in Studien in Verbindung gebracht mit dem Fortschreiten von Alzheimer und Alkoholismus und dem verstärkten Auftreten von Selbstmordgedanken. Auch kann Einsamkeit zu Schlafstörungen führen.

Einsamkeit fördert die Schlaflosigkeit

Von Beginn der Menschheit weiß das Gehirn: Wenn es schon gefährlich ist, alleine mit einem Stock gegen ein wildes Tier anzukämpfen, wie gefährlich ist es erst dann, sich nachts hinzulegen, wenn draußen die Feinde unterwegs sind und keiner da ist, der einen beschützt? Die Forscher um John Cacioppo gingen der Frage nach, ob einsame Tage auch Auswirkungen auf die Nacht zeigen und sie fanden heraus: Einsame College Studenten wachten im Vergleich zu ihren nicht einsamen Kollegen öfter in der Nacht auf und hatten einen weniger erholsamen Schlaf. Auch nachts ist der Alarm-Zustand eines ein-

Einsamkeit und Lebensumstände

Es gibt eine Reihe von Lebensumständen, die Gefühle der Einsamkeit hervorrufen können. So leiden etwa Studienanfänger, die Familie und Freunde verlassen, um in einer anderen Stadt zu studieren, oft unter sozialer Isolation, auch wenn sie von vielen anderen jungen Leuten umgeben sind. Einsamkeit kommt aber auch deutlich öfter vor bei Menschen, die alleine leben, mit ihren Lebensumständen unzufrieden sind oder im Stress stehen – sei es wegen der Arbeit, wegen Partnerschaft oder Familie, Scheidung oder Tod des Partners.

Einsamkeit tritt in Clustern auf

Die Einsamkeit eines Menschens kann sogar auf andere Menschen überspringen und diesen mit Einsamkeit infizieren. Einsamkeit tritt in Clustern auf und ist am Rand von sozialen Netzwerken ganz besonders stark ausgeprägt. Einsamkeit breitet sich stärker unter Frauen aus als unter Männern und wirkt stärker unter Freunden als unter Familienmitgliedern.

samen Gehirns nicht ausgeschaltet. Wenn sich ein Mensch sozial isoliert fühlt, schaltet das Gehirn in einen Modus der Selbsterhaltung. Dieser Effekt hat zwar das kurzzeitige Überleben während der Evolution gesichert, ist aber in Zeiten mit einer hohen Lebenserwartung anachronistisch, denn er erhöht langfristig das Krankheits- und das Sterberisiko.

Online-Medien: Strategie gegen die Einsamkeit?

Als eine Strategie gegen die Einsamkeit interpretiert die klinische Psychologin Sherry Turkle die exzessive Nutzung der sozialen Medien in der heutigen Zeit. In ihrem Buch „Verloren unter 100 Freunden" beschreibt sie, wie das hemmungslose Abtauchen in Blogs, Chats, Kontaktforen und Onlinewelten das Leben junger Menschen verändert: Sie schicken lieber eine SMS, als miteinander zu sprechen. Das belegt die Gründerin der „MIT Initiative on Technology and Self" exemplarisch mit einem Beispiel aus Kalifornien. Dort ist das Leben in der virtuellen Welt bereits so weit fortgeschritten, dass Mitglieder einer Studenten-WG sich lieber eine SMS schicken, als an der Tür des Nachbarn anzuklopfen. „Das würde ich nie tun. Das wäre aufdringlich", lautet der Kommentar einer Studentin , die gebeten wurde, bei ihrer Mitbewohnerin anzuklopfen, um ihr eine Besucherin anzukündigen.

Auch in Deutschland werden die sozialen Medien intensiv genutzt und ersetzen zunehmend persönliche Gespräche. Zwei Drittel der befragten Internet-Nutzer gaben nach einer im Jahr 2013 durchgeführten Auswertung des Hightech-Verbands Bitcom an, in sozialen Netzwerken aktiv zu sein; in der Altersgruppe zwischen 14 und 29 Jahren waren es sogar 87 Prozent. Mit Abstand am häufigsten wurde bei der Befragung Facebook genannt: 76 Prozent seiner Mitglieder nutzen es täglich. „Mich mit Freunden austauschen bzw. im

Kontakt bleiben", war die häufigste Antwort, die als Grund für die Nutzung der sozialen Netzwerke angegeben wurde.

„Wir sind einsam, aber wir fürchten uns vor Nähe", analysiert Sherry Turkle den Siegeszug sozialer Medien. Denn das Netz bietet „Kontakt ohne wahre Intimität, Gemeinschaft ohne Risiko, Nähe mit ausreichendem Sicherheitsabstand." Computergestützte Verbindungen und soziale Roboter suggerieren uns, unter Freunden zu sein, ohne die Anforderungen einer Freundschaft erfüllen zu müssen. „Wenn ich mir anhöre, was sich hinter diesem Umbruch verbirgt, höre ich bei vielen Menschen die Erschöpfung von der Schwierigkeit des Zusammenlebens mit anderen heraus. Um unseren menschlichen Schwachstellen auszuweichen, wenden wir uns lieber dem Roboter zu", so schreibt die Psychologin. Dinge, die in „Echtzeit" geschehen, kosten immer mehr Menschen zuviel Zeit. „Die Bande, die wir im Internet knüpfen, sind letztlich nicht die Bande, die uns aneinander binden", schreibt Sherry Turkle. „Denn eine Gemeinschaft zeichnet sich durch physische Nähe, gemeinsame Interessen, echte Konsequenzen und gemeinsame Verantwortung aus." So ist es nicht verwunderlich, dass nach Beobachtung von Sherry Turkle zwar viele Menschen damit prahlen, wie viele Freunde sie im Internet haben, aber doch auch zugeben, weniger Freunde als früher zu haben. Facebook-Freunde sind nicht zur Stelle, wenn man sie braucht, weil man krank ist, einen Umzug zu bewältigen hat oder einen persönlichen Erfolg feiern möchte.

Unser Glück hängt von den Freunden ab

Hunderte von wissenschaftlichen Studien zum Thema Lebenszufriedenheit hat der amerikanische Sozialwissenschaftler und Psychologe David Niven ausgewertet, um „Die 100 Geheimnisse glücklicher Menschen" für sein gleichnamiges Buch zu entschlüsseln. Der Aufbau

Online-Freunde bringen nichts fürs Wohlbefinden

Eine im Jahr 2013 veröffentlichte Studie kanadischer Forscher kommt zu dem Schluss: Für das persönliche Wohlbefinden eines Menschen spielt die Größe seines Netzwerkes in den Online-Medien keine Rolle. Wohl aber die Anzahl der Freunde im realen Leben: Sie ist positiv korreliert dem subjektiven Wohlbefinden. Wenn sich die Anzahl der Freunde im realen Leben verdoppelt, bringt das fürs Wohlbefinden so viel, als ob das Gehalt um 50 Prozent steigen würde. Wichtiger noch sind reale Freunde für Menschen, die Single, geschieden, getrennt oder verwitwet sind, als für Menschen, die verheiratet sind oder mit einem Partner zusammenleben.

und die Pflege von Beziehungen ist dabei eine der wirkungsvollsten Strategien. Mehr als zwei Drittel des persönlichen Glücks hängen von der Anzahl der Freunde, der Nähe zu Freunden und innerhalb der Familie sowie von den Beziehungen zu Arbeitskollegen sowie Nachbarn ab, haben beispielsweise die Amerikaner C. Murray und M. J. Peacock in ihren Forschungen herausgefunden. Eine viermal größere Chance, mit sich selbst im Einklang zu sein, haben Menschen, die sich anderen Menschen nahe fühlen, schreiben die Wissenschaft-

Wie sich Glück erzeugen lässt

Mit seiner „Action for Happiness"-Bewegung liefert Professor Richard Layard, Mitautor des World Happiness Reports, handfeste Tipps, wie sich das Glück durch Freundschaften stärken lässt. Unter den „Zehn Schlüsseln für ein glückliches Leben", finden sich fünf, die direkt oder indirekt mit Beziehungen zu tun haben:

Geben: Für andere etwas tun

Sich um andere zu kümmern, ist für unser Glück fundamental. Denn anderen Menschen zu helfen, ist nicht nur für diese gut, es macht auch uns glücklicher und gesünder. Das Geben schafft stärkere Verbindungen zwischen Menschen und hilft dabei eine glücklichere Gesellschaft für jeden zu schaffen. Und es geht nicht nur um Geld – wir können auch unsere Zeit, Ideen und Energie schenken. Tu Gutes, wenn Du Dich gut fühlen willst!

Beziehungen aufbauen

Beziehungen leisten den größten Beitrag zum Glück. Menschen mit starken und breiten sozialen Beziehungen sind glücklicher, gesünder und leben länger. Enge Beziehungen zu Familienmitgliedern und Freunden bringen Liebe, Sinn, Unterstützung und stärken unser Selbstwertgefühl. Größere Netzwerke schaffen ein Gefühl der Zugehörigkeit. Alle Aktionen, um unsere Beziehungen zu stärken und neue Beziehungen aufzubauen, sind für unser Glück essenziell.

ler Z. Magan, M. Birebaum und D. Perey in einer weiteren Studie. Wer sich niemandem geistig und seelisch verbunden fühlt, ist weniger glücklich.

In diese Richtung zielen auch die Ergebnisse des „World Happiness Report 2013", den das Sustainable Development Solutions Network der Vereinten Nationen bei den renommierten Wissenschaftlern John Helliwell, Richard Layard und Jeffrey Sachs in Auftrag gegeben

> "Glück ist nichts Fertiges. Es kommt von Deinen eigenen Taten."
>
> *Dalai Lama*

Achtsamkeit: Die Welt um uns herum wahrnehmen

Wer sich mehr Lebendigkeit wünscht, der sollte seinen Blick auf das richten, was vor seiner Nase liegt. Wir müssen nur innehalten und aufmerksam sein. Achtsamkeit für das eigene Umfeld kann in allen Bereichen unseres Lebens Wunder wirken. Sie hilft uns, mit unseren Gefühlen in Kontakt zu kommen, damit aufzuhören, in der Vergangenheit zu leben oder uns vor der Zukunft zu fürchten.

Akzeptanz: Sich und andere annehmen

Niemand ist perfekt. Aber oft vergleichen wir uns mit anderen. Wir sehen zuerst unsere Fehler. Dies macht es viel schwieriger, glücklich zu sein. Wenn wir lernen, uns so zu akzeptieren, wie wir sind, und wenn wir liebevoller mit uns selbst umgehen, wenn Dinge einmal schief laufen, dann steigt unsere Lebenslust, unsere Resilienz und unser Wohlbefinden. Es hilft uns auch, andere so zu akzeptieren, wie sie sind.

Sinn: Teil von etwas Größerem sein

Menschen, die ihrem Leben Sinn verleihen, sind glücklicher, haben das Gefühl, mehr in der Hand zu haben und ziehen mehr Befriedigung aus ihrem Tun. Sie leiden auch weniger unter Stress, Ängsten und Depressionen. Aber wo finden wir Sinn und Berufung? Wir können beides beispielsweise im Glauben finden, in Elternschaft oder in der Hingabe an unseren Beruf. Die Antwort wird für jeden von uns anders lauten, aber es wird immer darum gehen, mit etwas verbunden zu sein, das größer ist als wir selbst.

Was ist ein Freund?

Nach Definition von
Nicholas Christakis ist
ein Freund „jemand, mit
dem ich entweder meine
Freizeit verbringe oder
mit dem ich wichtige
Dinge bespreche." Für
ihn persönlich ist die
emotionale Verbindung
wichtiger als gemein-
same Aktivitäten.

hat. Darin ist zu lesen: „Die Identität von Individuen und ihre Fähig-keit zu gedeihen, werden wesentlich von ihrer sozialen Umgebung beeinflusst. Dazu gehört die Möglichkeit, Beziehungen aufzubauen und Kontakte mit den Mitmenschen zu haben (Familienmitglieder, Freunde, Kollegen). Schwierigkeiten in der Kommunikation, Einsam-keit und soziale Isolation sind gut dokumentierte Begleiterscheinun-gen von mentalen Krankheiten." Und mentale Krankheiten, das haben die Forscher herausgefunden, stehen dem Glücksempfinden am stärksten entgegen.

Auf der Suche nach einem neuen Miteinander

In der Zeitschrift natur&heilen las ich kürzlich einen Beitrag über „Alternative Lebensformen". Die Autorin Carola Feddersen beginnt ihren Bericht mit den Worten: „Immer mehr Menschen sehnen sich nach Gemeinschaft mit anderen – ob im Alter oder in jüngeren Jah-ren. Genauso unterschiedlich wie die Motive sind auch die Experi-mente, in denen versucht wird, neu, nachhaltig und anders mit dem Leben umzugehen." Als „kleinsten gemeinsamen Nenner alternati-ver Lebensmodelle" definiert die Autorin „die Sehnsucht nach Gemeinschaft" und sie stellt spannende Projekte vor, etwa Mehrge-nerationenhäuser, Initiativen für Menschen, die umweltverträglich leben möchten oder sogenannte Beginen-Gemeinschaften, in denen Frauen zusammenleben und sich mit ihren individuellen Fähigkeiten einbringen.

Die Suche nach einem neuen Miteinander ist an sich nichts Neues. Und sie wiederholt sich über die Jahrtausende hinweg immer wieder. Schon die griechischen Philosophen um Epikur hatten nach menschenfreundlichen Lebensformen gesucht, später hat der Rebell Franz von Assisi eine den Menschen zugewandte Ordensgemeinschaft gegründet. In den 1980er Jahren war es eine politische Philosophie mit dem Namen „Kommunitarismus", die sich mit der Verantwortung des Individuums gegenüber seiner Umgebung auseinandersetzte. Schon damals kritisierten die Kommunitaristen den Verlust an Verbindlichkeiten und an Gemeinsinn stiftenden Werten. Nach einem seiner Mitbegründer, dem amerikanischen Soziologen Amitai Etzioni, geht es den Kommunitaristen um die Rekonstrukton der Gemeinschaft, der Community und um die Wiederherstellung der Bürgertugenden. Grundanliegen ist die Stärkung der Gemeinschaft und das kann in vielfältigen Ausprägungen geschehen. Durch ein Engagement im Sportverein beispielsweise, bei der Freiwilligen Feuerwehr, in einem Umweltschutzverband oder als „Leseopa", der mit Kindern mit Migrationshintergrund das Lesen übt. Auch wenn die Menschen, die sich gemeinsam ehrenamtlich engagieren, dadurch nicht gleich beste Freunde werden müssen, so tun sie doch durch ihr Engagement auch etwas für sich selbst: Denn auch schwach ausgeprägte Beziehungen stärken Gefühle der Zugehörigkeit und des Glücks.

Die überraschende Kraft schwacher Bande

Lange Zeit hat sich die sozialpsychologische Forschung mit der Wirkung enger Beziehungen zu Freunden und Familie auseinandergesetzt. Dass aber auch schwach ausgeprägte Beziehungen positive Effekte auf Gefühle der Zugehörigkeit und des Glücks haben können, zeigt eine Studie, die im April 2014 veröffentlicht wurde. Die Forscher fanden heraus, dass sich Studenten an den Tagen, an denen sie mehr Kommilitonen als üblich trafen, glücklicher fühlten. Die Ergebnisse der Studie belegen die Kraft auch schwacher Bande auf unser Wohlbefinden und zeigen, dass sich auch der Austausch mit Nebendarstellern unseres sozialen Netzwerks positiv auf unser Wohlbefinden auswirkt. Es macht also einen Unterschied, sich von einer freundlichen Verkäuferin persönlich beraten zu lassen, als anonym im Internet zu bestellen.

Glück ist ansteckend

Nach Erkenntnis des Soziologen und Experten für menschliche Beziehungen, Professor Nicholas Christakis, ist der Einfluss des sozialen Umfelds auf unser Leben viel größer, als wir denken. Einen dicken Freund zu haben, steigert das Risiko, selbst Speck anzusetzen, um 57 Prozent. Und das selbst dann, wenn er anderswo und in einem anderen Milieu lebt. Aber auch Glück ist ansteckend. „Wie die Übergewichtigen so hängen auch die Glücklichen und die Lamentierer in Bekanntenkreisen zusammen", so sagt Professor Christakis im Interview mit der ZEIT. In sozialen Netzen bestärken sich Menschen gegenseitig in ihren Haltungen. Fairness, Großzügigkeit, aber auch Gewalt stecken an. „Niemand ist eine Insel", folgert Christakis.

Ehrenamtliches Engagement

Im freiwilligen Engagement bietet sich für jeden Einzelnen die Chance, gesellschaftliche Verantwortung zu übernehmen und den öffentlichen Raum mitzugestalten. Die Möglichkeiten des Ehrenamts sind vielfältig und reichen von freiwilliger Mitarbeit in Bildung und Kultur über Sport, Gesundheit und Pflege bis hin zu Umwelt und Nachhaltigkeit. Rund 12 Millionen Menschen sind laut einer Erhebung des IfD Allensbach in Deutschland ehrenamtlich aktiv. Hier finden Interessierte eine Übersicht über Engagementmöglichkeiten auf bundesweiter Ebene: www.ehrenamt.de

Die heilende Kraft des Helfens

„Der Mensch ist von Natur aus hilfreich, edel und gut" – mit seiner optimistischen Sicht der Dinge hatte der französische Philosoph Jean-Jacques Rousseau vor mehr als 200 Jahren offensichtlich bereits tief in die Doppelhelix unserer Gene geblickt. Denn das Bedürfnis zu helfen, davon ist Autor Allan Luks überzeugt („Der Mehrwert des Guten – Wenn Helfen zur heilenden Kraft wird"), ist nicht nur ein erlerntes Verhalten, sondern steckt in unseren Genen. Luks sieht das in der spontanen Bereitschaft, einem in Not geratenen Menschen beizustehen, bestätigt und durch das hohe Prestige, das Helfertätigkeiten genießen. Die Amerikaner nennen dieses Hochgefühl „helpers high". Wir erleben es, wenn wir jemanden geholfen haben und dafür Anerkennung ernten. Um die heilende Kraft des Helfens zu erfahren, müssen nach Beobachtung von Allan Luks jedoch drei Voraussetzungen erfüllt sein: Das Helfen muss regelmäßig sein, es muss ein persönlicher Kontakt zwischen Helfer und Hilfsbedürftigem bestehen und es müssen Fremde sein, denen man hilft, nicht Angehörige der Familie.

Social Entrepreneurs: Die Welt durch kreative Ideen verbessern

Noch vor einem Jahrzehnt wurde der Begriff „Social Entrepreneurs" nur an wenigen Universitäten benutzt. Mittlerweile gibt es weltweit

Die „Action for Happiness"-Bewegung

Eine Ethik des Miteinanders fordert der britische Wirtschaftsprofessor Richard Layard. Mit Erkenntnissen aus der Glücksforschung arbeitet er im Internet daran, eine Massenbewegung auszulösen. „Die beste Gesellschaft ist diejenige, in der es am meisten Glück und am wenigsten Elend gibt", lautet seine Devise und mit seinem Projekt möchte er glücksorientiertes Denken fördern.

www.actionforhappiness.org

eine ganze Reihe von Initiativen und Unternehmen, die durch kreative Ideen die Welt zu einem besseren Ort machen wollen. Die Stiftung „Schwab Foundation for Social Entrepreneurship" verschafft sozialen Innovatoren die notwendige Wahrnehmung durch die Öffentlichkeit und lädt herausragende Sozial-Innovatoren zum renommierten Weltwirtschaftsforum nach Davos ein. Je nach geographischer Herkunft zielen diese Sozial-Innovatoren auf verschiedene Problemkreise: In den Entwicklungsländern sind es vor allem Fragen der gesellschaftlichen Grundversorgung, wie sauberes Wasser, Schulbildung für Mädchen, Zugang zu Medikamenten, landwirtschaftlichen Geräten oder der Nutzung von Solarenergie. Die treibende Kraft für Innovationen in den Industrieländern sind vor allem soziale Herausforderungen wie Kinder- oder Altenbetreuung sowie die Beschäftigung jugendlicher Arbeitsloser.

Einer dieser sozialen Innovatoren ist der Schweizer Paolo Richter. Sein Hobby, alte Fahrräder wieder fahrtüchtig zu machen, entwickelte er zu einem sehr erfolgreichen Geschäftsmodell. Bei „Gump- & Drahtesel" nehmen erwerbslose Menschen regelmäßig an Workshops teil und lernen, wie sie Fahrräder aufbereiten und verkaufen: Raritäten oder Fahrräder in besonders gutem Zustand werden zu höheren Preisen in der Schweiz verkauft. Der Großteil der Räder geht jedoch nach Afrika, wo sie zu sehr günstigen Preisen angeboten werden und dort billige und CO_2-freie Mobilität ermöglichen. Darüber hinaus hat „Gump- & Drahtesel" sogenannte „Voiturettes" entwickelt, dreirädrige Fahrzeuge, die sich zum Transport von Lasten und den vielen Minenopfern einsetzen lassen. Mit seinem Geschäftsmodell erzielt Paolo Richter sowohl in der Schweiz als auch in Afrika positive Effekte. In der Schweiz integriert das Projekt Langzeitarbeitslose in den Arbeitsprozess und reduziert soziale Ausgrenzung. In Afrika verbessert es die Mobilität der Menschen in ländlichen Gebieten und schafft besseren Zugang zu Schulen, Gesundheitsversorgung und Arbeitsplätzen. Für seine soziale Innovation wurde

Paolo Richter im Jahr 2009 in der Schweiz mit dem Titel „Social Entrepreneur of the Year" geehrt.

Die Wüste zum Blühen bringen

„Zweifle nie daran, dass eine kleine Gruppe aufmerksamer, engagierter Menschen die Welt verändern kann. Tatsächlich ist es das Einzige, was die Welt jemals verändert hat."

Margaret Mead, Ethnologin

Ein Projekt, das mich seit einer Recherche-Reise in Ägypten im Jahr 2003 fasziniert und das sich mittlerweile zu einem weit ausstrahlenden Impuls-Geber entwickelt hat, ist das Sekem-Projekt, etwa 60 Kilometer nördlich von Kairo: Es war ein ödes Stück Wüste, auf dem sich Ibrahim Abouleish im Jahr 1977 ansiedelte, um seinen ägyptischen Landsleuten ein Stück Hoffnung zu bringen. Kaum jemand hätte darauf gewettet, dass der studierte Pharmakologe es schafft, dieses Ödland zum Gedeihen zu bringen. Er setzte als Erster bio-dynamische Anbaumethoden auf Wüstenland ein. Die Methode geht davon aus, dass organischer Anbau fruchtbare Bodenstrukturen schafft, die Biodiversität verbessert und nur wieder verwertbaren Abfall erzeugt. Anfang der 1990er Jahre war Ibrahim Abouleish wieder der Erste, der Bio-Baumwolle in Demeter-Qualität anbaute. Aus diesem Experiment entwickelte er zusammen mit dem ägyptischen Landwirtschaftsministerium eine neue Methode des Pflanzenschutzes, die den Pestitzideinsatz beim Baumwollanbau auf weniger als 10 Prozent reduziert. Im letzten Jahrzehnt ist Sekem exponentiell gewachsen und in Ägypten zum Marktführer für Öko-Produkte geworden. Nicht nur in Hinsicht auf Nachhaltigkeit in der Ökologie hat Ibrahim Abouleish mit seiner Sekem-Farm viele Samenkörner gepflanzt.

Auch im sozialen Bereich ist das Sekem Gemeinwesen ein Beispiel für umfassendes Engagement: Jeden Morgen vor Arbeitsbeginn treffen sich die Mitarbeiter der einzelnen Arbeitsbereiche. Jeder gibt einen kurzen Bericht über das, was er am Vortag getan hat und was er an diesem Tag tun wird. Zum Abschluss wird gemeinsam ein Spruch gesprochen. Dieser Morgenkreis schafft Verantwortlichkeit und ein Gefühl der Zusammengehörigkeit. „Seit den ersten Anfängen wussten wir bei Sekem, dass sich die große Vision nur mit einem großen Netzwerk starker Partner realisieren lässt. Seit 1977 arbeitet Sekem auf faire und transparente Weise mit Partnern zusammen und vergrößert kontinuierlich sein Netzwerk", ist auf der Internet-Seite von Sekem nachzulesen. www.sekem.com

Die Verbundenheit mit anderen

„Zehn Jahre Forschung haben mein Bild von mir selbst völlig verändert. Ich sehe mich heute eher als Teil eines größeren Ganzen – eines menschlichen Superorganismus", sagt der Soziologe Professor Nicholas Christakis. „Dessen Leben ist viel komplexer als das jeder Einzelperson. Wir haben Computeranimationen davon gemacht, wie sich soziale Netze entwickeln. Sie sind sehr anrührend. Man sieht da ein Geflecht, das sich ständig verändert – als würde es leben, atmen und sich erinnern. Ideen und Krankheitserreger verbreiten sich darin. Und wenn eine Wunde entsteht, weil ein Mensch starb, wird sie geheilt." Es ist schon fast eine religiöse Anschauung des Soziologen. „Hier geht es um uralte philosophische und sogar theologische Fragen: Was ist der Ursprung der Liebe? Warum haben wir Freunde? Weshalb gibt es Selbstlosigkeit? Seit Zehntausenden Jahren hat der Mensch nur noch einen nennenswerten natürlichen Feind: andere Menschen. So entwickelte sich unsere Art in einer Welt, in der wir nur zusammenarbeiten oder einander bekämpfen können. Indem Jesus Christus die Nächstenliebe predigte, trug er dem Rechnung. Wie immer man zur Religion steht: Er war ein sehr kluger Mann."

> „Die Welt ist so leer wenn man nur Berge, Flüsse und Städte darin denkt; aber hier und da jemand zu wissen, der mit uns übereinstimmt, mit dem wir auch stillschweigend fortleben das macht diesen Erdenrund erst zu einem bewohnten Garten."
>
> *Johann Wolfgang von Goethe*

Pflegen statt Putzen

Schmutz zu beseitigen bietet ein Übungsfeld für Geduld, Rhythmus, Achtsamkeit und Durchhaltekraft. Die bewusste Pflege des eigenen Umfelds kann deshalb die Grundlage für eine Erneuerung bilden und schafft die Voraussetzung für neues Wachstum.

Ich gebe zu: Putzen zählte lange Zeit nicht zu meinen Leidenschaften. Die ewige Tretmühle des Saubermachens, die sich in einem Haushalt mit mehreren Kindern Tag für Tag wiederholt, war mir schon ganz schön lästig. Aufräumen und Putzen empfand ich als Pflichtübung, bei der ich froh war, wenn ich sie möglichst schnell abhaken konnte. Mittlerweile hat sich meine ablehnende Haltung in gespannte Neugierde verwandelt, mit der ich immer neue Experimente beim Aufräumen und Putzen starte. Meine Einstellung begann sich durch meine Begegnung mit Linda Thomas zu ändern. Die Putzexpertin hielt bei einem Wasser-Symposium 2012 einen Vortrag zum Thema „Abschied von Ata? Putzen und Reinigen nur mit Wasser." Den Titel fand ich ungewöhnlich, also meldete ich mich zu dem Vortrag an und fuhr nach Schiltach in die „Aquademie" der Firma Hansgrohe, wo das Wasser-Symposium stattfand. Linda Thomas hatte sich in ökologisch interessierten Kreisen damals bereits einen Namen gemacht und ein Buch übers Putzen geschrieben. Für mich war es die erste Begegnung, die mir völlig neue Perspektiven des Putzens eröffnete.

In der „Aquademie" gab die gebürtige Südafrikanerin erstaunliche Kostproben ihres Könnens. So war beispielsweise die Verblüffung groß, als Linda Thomas einen Flecken im Teppichboden, den sie einige Minuten zuvor mit Wasser besprüht hatte, mit einem Fasertuch einfach wegwischte. Was die Putzkolonnen in der ansonsen tip-

> „Man merkt nie, was schon getan wurde; man sieht immer nur das, was noch zu tun bleibt."
>
> *Marie Curie,*
> *Nobelpreisträgerin*
> *für Physik*

top-gepflegten „Aquademie" nicht geschafft hatten, das schaffte die Reinigungsfachfrau und Gründerin einer ökologischen Putzfirma mit einem Handstreich.

Der Vortrag von Linda Thomas war faszinierend und er warf ein ganz neues Licht auf die von so vielen Menschen ungeliebte Tätigkeit des Reinemachens. Linda Thomas unterscheidet zwischen simplem Putzen und Pflegen und nach der Erfahrung der international gefragten Referentin hat dieser Unterschied schon das Leben so mancher Menschen von Grund auf verändert. In ihrem Buch schreibt sie von folgenden Beispielen: Eine Frau mit vernachlässigtem Haus und fünf Kindern beispielsweise, die in ihrer Ehe nur noch Stagnation fühlte, konnte durch eine veränderte Haltung zum Saubermachen ihre Beziehung wieder auffrischen. Schwer erziehbare Jugendliche konnten durch gemeinsames Reinemachen in ihrem Heim zu aktivem Miteinander motiviert werden. Linda Thomas definiert den Unterschied zwischen Putzen und Pflegen folgendermaßen: „Wenn wir putzen, dann nehmen wir Dreck weg und das Resultat hält oft nicht länger als fünf Minuten. Wenn wir aber versuchen, mit unserem vollen Bewusstsein und mit Liebe diese Arbeit zu tun, wenn wir versuchen, mit Hingabe jedes Eckchen mit unseren Fingerspitzen zu durchdringen, dann verwandeln wir das Putzen in Pflegen."

Vom Putzen zum Pflegen

„Alles was wir mit Bewusstsein und Liebe tun, erreicht eine neue Dimension. Wenn wir mit Liebe und Bewusstsein putzen, dann geschieht eine Steigerung, dann wird aus einem geputzten Raum ein gepflegter Raum. Ein gepflegter Raum wirkt ganz anders als ein geputzter Raum", schreibt Linda Thomas. „Heutzutage scheinen Menschen jedoch oft wenig Beziehung zu ihrem Umfeld zu haben. Verwahrlosung, Vandalismus oder Unverbindlichkeit sind die Folge.

Buch-Tipp: Putzen!?

„Von der lästigen Notwendigkeit zu einer Liebeserklärung an die Gegenwart", lautet der Untertitel des Buches, mit dem Linda Thomas mittlerweile bekannt geworden ist. Das 262 Seiten zählende Buch bietet viele Anregungen, wie sich aus simplem Putzen eine wirksame Übung in Sachen Achtsamkeit machen lässt.

Schmutz zu beseitigen, bietet ein fast unbegrenztes menschliches
Übungsfeld, etwa für Geduld, Rhythmus, Achtsamkeit oder Durchhaltekraft. Die bewusste Pflege der Umgebung kann deshalb die Grundlage für eine Erneuerung bilden."

Linda Thomas selbst wurde der Zugang zum Putzen nicht in die
Wiege gelegt, denn in ihrer südafrikanischen Heimat hatte sogar ihre
wenig wohlhabende Familie Frauen, die das Putzen besorgten. Weil
sie später in der Schweiz ihre Kinder unbedingt anthroposophisch in
der Waldorfschule erziehen lassen wollte und ihr Mann nicht bereit
war, dafür zu zahlen, musste sie dringend Geld verdienen. Eine Freundin, die selbst ökologische Putzmittel herstellte, riet ihr, sich mit
einer ökologischen Reinigungsfirma selbstständig zu machen, was
Linda Thomas auch tat. Die erste Zeit war hart, weil sie bei ihrer
Tätigkeit Missachtung empfand und sie das Putzen anstrengend
fand. Als Linda Thomas klar wurde, dass sie ihre Einstellung zum Putzen ändern musste, um es durchzuhalten, kam der Durchbruch. Sie
machte sich als Spezialistin für hartnäckige Verschmutzungen einen
Namen und wurde mit prestigeträchtigen Aufträgen betraut. So war
sie jahrelang für die Reinigung des Goetheanums, des internationa-
len Kulturzentrums der anthroposophischen Bewegung in Dornach
verantwortlich. Im Anschluss übernahm sie eine noch anspruchs-
vollere Aufgabe als Leiterin der Hauswirtschaft in der Lukas Klinik in
Arlesheim. „Putzen will geliebt werden", erst dann beginnt die
Pflege, zieht Linda Thomas das Fazit.

Die Einstellung zum Putzen ändern

Tatsächlich hat das Putzen hierzulande ein schlechtes Image und
wird oft gar nicht als wichtige Arbeit wahrgenommen. Die Putzkolonnen, die in den Büros für leere Papierkörbe und saubere Fußböden
sorgen, verrichten ihr Werk abends oder nachts im Verborgenen.
Auch Putzfrauen, die in Wohnungen und Häusern für Ordnung und
Sauberkeit bezahlt werden, tun ihren Dienst meist dann, wenn nie-

> „Alles kann kreativ
> sein – es ist eine
> Qualität, die dein
> Handeln bestimmt.
> Du kannst auf
> unkreative Weise
> malen. Du kannst auf
> unkreative Weise
> singen. Du kannst auf
> kreative Weise einen
> Fußboden putzen, du
> kannst auf kreative
> Weise kochen."
>
> *Osho,*
> *indischer Philosoph*

mand zu Hause ist. Vielen Auftraggebern ist es ganz recht, wenn sie ihre Heinzelfrau nicht zu Gesicht bekommen. Doch auch wenn die Auftraggeber zu Hause sind, wird der Wert dieser Arbeit oft nicht entsprechend gewürdigt.

Unter der Geringschätzung ihrer Arbeit leiden auch viele Hausfrauen. Oft wird das, was sie leisten, nur dann wahrgenommen, wenn mal etwas nicht passt – wenn beispielsweise das Klopapier ausgegangen ist oder die Sonnenstrahlen den Schmutz auf den Fenstern sichtbar machen. Möglicherweise ist deshalb für viele moderne Frauen das Hausfrauen-Dasein nicht mehr erstrebenswert. Es wird nicht angemessen entlohnt und hat in der Gesellschaft einen immer geringeren Stellenwert. Das war nicht immer so. In ihrem neuen Buch „Frühjahrsputz" berichtet Linda Thomas von einer Zeit, in der das Haushalten als heilige Aufgabe gesehen wurde. Das spiegelte sich auch in der griechischen Mythologie wieder. Die Göttin Hestia wohnte auf dem Olymp mit ihrem Bruder Zeus und ihrer Schwester Demeter. Zeus wies ihr auf ihren Wunsch hin einen ehrenvollen Platz als Hüterin des Hauses zu. Als Patronin von Haus und Herd war sie im antiken Griechenland allgegenwärtig, denn alle Herde waren als Zentrum des Hauses der Göttin Hestia geweiht.

Reinlichkeit und Gastfreundschaft

„Reinlichkeit im Haus und Gastfreundschaft sind uralte Traditionen", hat Linda Thomas bei ihren Recherchen herausgefunden. Diesen Zusammenhang zwischen Reinlichkeit und menschlicher Zuwendung habe ich kürzlich gespürt, als wir auf der Suche nach einem Schulplatz für unseren Sohn waren. Die eine Schule wirkte kalt und abweisend und ich beobachtete auf dem Schulhof eine Szene, bei der ein Junge mit einem zusammengeknüllten Stück Papier kickte – und das Papier dann liegen ließ, als er das Interesse am Kicken verlor. In der anderen Schule nahm sich der Studienleiter Zeit, uns herumzuführen, und stellte uns eine Putzfrau als seine „wichtigste Mitarbeiterin" vor.

Meisterschaft durch jahrzehntelange Hingabe

Hartnäckige Flecken von Teppichböden so elegant, wie Linda Thomas es vorführt, zu entfernen, gelingt Anfängern nicht auf Anhieb. Es ist wie bei Künstlern und Wissenschaftlern aus anderen Bereichen, die rund 10 000 Stunden Übung brauchen, um auf ihrem Feld Meisterschaft zu erlangen. Bei Linda Thomas macht ihre jahrzehntelange Hingabe das Pflegen zur besonderen Kunst.

Die grüne Grundausstattung

Die Putzexpertin Linda Thomas benutzt für die normale
Unterhaltsreinigung eigentlich nur noch drei Mittel:

Mikrofaser-Tuch:

Kann für alle Bereiche und fast alle
Oberflächen weitestgehend ohne Putzmittel eingesetzt werden.
Verwenden Sie nur eine gute Qualität von Fasern, die aber dann
sogar jahrzehntelang halten kann. Die Tücher sollten mit möglichst
wenig Wasser, also nebelfeucht, verwendet werden.

Glasschaber:

Professionelle Klingen helfen bei der Entfernung von Klebeband,
Insektenklecksen auf Fensterscheiben, Krusten und Angebranntem
im Backofen, Kalkrückständen, Fettschichten. Dadurch lassen sich
Lösungsmittel vermeiden.

Wasser:

Wasser ist das fürs Putzen wichtigste Medium. Es lässt
sich durch den Zusatz von neutralen Mitteln wie
Allzweckreiniger, neutrale Seife oder „leerem Wasser"
noch effektiver machen. „Leeres Wasser" wird beispielsweise
von der Firma Lichtmatrix als sogenanntes „Butzwasser"
angeboten und ist Wasser, dem in einem komplexen Prozess „alle
Informationen entzogen wurden". Das Wissen dazu soll „uralt" sein,
wie dessen Hersteller Hubert Dietrich erklärt. Sieben Tropfen von
diesem „leeren Wasser" genügen, um aus einem Liter Leitungswasser
ein effektives Putzmittel zu machen, das beispielsweise Fenster und
Chrom-Spülen zum Strahlen bringt.

> „Sammeln Sie
> Regenwasser oder
> Quellwasser und
> experimentieren Sie,
> wie verschieden sich
> Wasser allein bei der
> Reinigung anfühlt."
>
> *Tipp von*
> *Katharina Zaugg,*
> *Ethnologin und „Mutter*
> *des Wellness-Putzens"*

Die Schule war hell und freundlich und strahlte eine menschenfreundliche Atmosphäre aus. Als der Studienleiter auf dem Flur ein Stück Papier liegen sah, hob er es auf und warf es in einen Papierkorb.

Weniger ist mehr: Putzen und Reinigen nur mit Wasser

Damit Räume zum Strahlen gebracht werden, ist offenbar etwas anderes nötig als lediglich Putzmittel. Die Hingabe an diesen Dienst am Menschen macht den Unterschied aus. Der Einsatz an Putzmitteln hingegen ist dafür nicht ausschlaggebend. Linda Thomas hat im Laufe ihrer jahrzehntelangen pflegerischen Tätigkeit viele Putzmittel ausprobiert und ist zu der Erkenntnis gekommen: „Weniger ist mehr." Zu ihrer Grundausstattung gehören hochwertige Mikrofaser-Tücher, ein Abzieher sowie Wasser, das sie bei Bedarf durch den wohldosierten Zusatz von neutralen Mitteln noch effektiver macht. Ein Zuviel an Putzmitteln kann sogar kontraproduktiv wirken, da Putzmittel-Rückstände Schmutz anziehen können. Viele Pflegeprodukte lassen sich auch durch mehr körperlichen Einsatz beim Putzen ersetzen.

Putzen als Fitnessprogramm

Weniger Chemie beim Putzen erfordert etwas mehr Kraftaufwand. Doch vom verstärkten Körpereinsatz beim Putzen profitieren Umwelt und Mensch gleichermaßen. Entschlossenes Putzen erspart dem Abwasser nicht nur aufwändig zu entsorgende Chemie, sondern kurbelt auch den Kalorienverbrauch des Körpers an. „Zwei Stunden Frühjahrsputz mit Fenster putzen, Fußböden reinigen und Bad schrubben können knapp 600 Kilokalorien verbrauchen", rechnet Alexandra Borchard-Becker, Fachreferentin bei der Verbraucher-Initiative, vor. Der Energieverbrauch beim Putzen ist mit dem von Ausdauersport vergleichbar. Ein Erwachsener, der 70 Kilogramm wiegt, verbraucht beim Schrubben der Badfließen 296 Kilokalorien (kcal) in der Stunde, beim Bodenputzen 240 kcal und beim Fensterputzen sogar 332 kcal.

Muskelkraft statt Chemiekeule

Rund eine Milliarde Euro geben die Deutschen jedes Jahr für Putzmittel aus. Das muss nicht sein. Wer statt auf Chemiekeulen auf Muskelkraft setzt, spart Geld, schont die Umwelt und verschafft sich obendrein gesundheitsfördernde Bewegung.

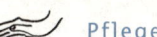

„Beim flotten Saugen und Wischen kann man ganz schön aus der Puste kommen, Ausdauer und Arme werden gefordert", so die Fachreferentin.

Putzen reinigt auch die Seele

Es greift zu kurz, den positiven Effekt des Saubermachens und Aufräumens nur an den dabei verbrauchten Kalorien messen zu wollen. Aufräumen und Putzen trainiert nicht nur die Muskeln, sondern wirkt obendrein stimmungsaufhellend. Hausarbeit kann durchaus Depressionen, Angststörungen und andere psychische Leiden lindern, fand der britische Wissenschaftler Mark Hamer vom University College in London zusammen mit seinen Kollegen heraus.

> **„Wer trübe Fenster hat, dem erscheint alles grau."**
> *Deutsches Sprichwort*

Fitnessprogramm Hausarbeit

Tätigkeit	Kalorienverbrauch pro Stunde in kcal
Aufräumen	120
Bügeln	140
Staub wischen	148
Abwaschen	180
Boden kehren	192
Wäsche aufhängen	200
Betten beziehen	250
Fußboden wischen	240
Putzen, allgemein	272
Staub saugen	282
Badfliesen schrubben	296
Fenster putzen	332

Quelle: www.fitrechner.de; Berechnung für eine Person mit 70 kg Körpergewicht

2008 hatten die Wissenschaftler in dem „Scottish Health Survey", an dem rund 20 000 Teilnehmer teilnahmen, auch den Zusammenhang zwischen körperlicher Aktivität und mentaler Gesundheit untersucht. Sie fanden bei der Auswertung heraus, dass jede Form der körperlichen Aktivität mit einem geringeren Risiko für mentalen Stress einhergeht. Hausarbeit und Gartenarbeit, zu Fuß gehen und Sport zeigten allesamt – abhängig von ihrer Intensität – positive Effekte. Schon ab einer Dosis von 20 Minuten pro Woche konnten die Forscher positive Auswirkungen körperlicher Aktivitäten feststellen; je mehr und je intensiver sich die Probanden bewegten, desto geringer wurde das Risiko, an einer psychischen Krankheit zu leiden. Allerdings konnten die Wissenschaftler nicht feststellen, was die optimale Menge körperlicher Aktivitäten für die Gesundheit ist. Denn auch relativ unanstrengende Tätigkeiten wie das Aufräumen von Schränken oder Schubladen können zu erstaunlichen Ergebnissen führen.

Von einer bemerkenswerten Methode, wie sie einen Gemütskranken innerhalb von drei Wochen von seiner jahrelangen Depression heilte, berichtet die kalifornische „Seelen-Beraterin" Denise Linn. Sie ließ ihren Patienten seine verlotterten Schubladen aufräumen.

Putzen als Starthilfe

Beim Lesen von diesem Kapitel sind mir gleich viele Parallelen aus meinem Leben durch den Kopf gegangen: Normalerweise putze ich nicht gerne. Aber in bestimmten Situationen ist das anders. Immer wenn ich mit einem großen neuen Gestaltungsauftrag beginnen sollte oder wollte, bekam ich erst mal eine unwiderstehliche Putzwut. Ich konnte mit großer Leichtigkeit nicht nur mein Büro sondern meinen ganzen Haushalt aufräumen, ausmisten und putzen (sogar die Fenster). Es war wie ein Zwang und hinterließ nach getaner Arbeit ein herrlich befreites Gefühl. Manchmal ging so ein Aufräumakt über mehrere Tage. Danach war ich bereit für neue berufliche Taten. *Monika Frei-Herrmann*

„Symbolische Handlungen haben eine große Kraft", kommentiert sie diese Initialzündung, die die Genesung einläutete. „Die Befreiung seiner Schubladen von allem Gerümpel löste eine entsprechende Befreiung von emotionalem Gerümpel seines Lebens aus." Und sie berichtet noch von einem anderen Beispiel: In ihrer Zeit als Gesprächstherapeutin rief sie eines Tages ein junger Mann an und sagte ihr, dass er kurz davor stehe, sich das Leben zu nehmen. Weil sie aber in diesem Augenblick an einem sehr kritischen Punkt mit einem anderen Patienten angelangt war, konnte sie dem jungen Mann nur folgendes auf den Weg geben: „Hören Sie zu, ich kann mich gerade nicht mit Ihnen unterhalten. Gehen Sie, räumen Sie zwei Schränke auf und rufen Sie mich in einer Stunde zurück." Als der junge Mann eine Stunde später wieder anrief, war die Krise vorbei und er war gerade dabei, eine Lösung für das Problem zu finden, das ihn plagte.

Am Anfang steht das Aufräumen

Die Londoner Therapeutin Karen Kingston widmet sich seit Jahrzenten der chinesischen Kunst des Feng Shui, also der Lehre von der Harmonisierung des Menschen mit seiner Umgebung. Sie weiß aus Erfahrung: Die ganze Kunst des Feng Shui beginnt mit dem Aufräumen und Wegwerfen all des Plunders, der sich mit der Zeit angesammelt hat. „Wenn mir jemand erzählt, er fühle sich in seinem Leben festgefahren, weiß ich, dass mit Sicherheit jede Menge Müll und Plunder in seiner Wohnung vorzufinden ist. Müll sammelt sich dort, wo sich Energien stauen", so schreibt sie in ihrem Buch „Heilige Orte erschaffen mit Feng Shui". Sie erlebt immer wieder, dass eine Aufräumaktion etwas außerordentlich Therapeutisches an sich hat. Denn wenn man die Dinge in seiner Umgebung in Ordnung bringt, verändert man sich auch selbst. „Was außen ist, ist auch innen und umgekehrt", so Karen Kingston. „Frei von Müll zu sein, ist eine der größten Hilfen auf dem Weg zu dem Leben, das Sie sich wünschen."

Energiequelle Aufräumen

„Nichts wirkt so befreiend, wie von Zeit zu Zeit all die unnützen Dinge wegzuwerfen, die sich angesammelt haben", weiß die Management-Trainerin Sabine Schonert-Hirz aus Erfahrung. Die Autorin von „Energie statt Stress!" betrachtet das Aufräumen als wichtige Maßnahme, um persönliche Energien freizusetzen. Die goldene Regel des Entrümpelns formuliert sie folgendermaßen: „Alles, was Sie in den letzten zwei Jahren nicht benutzt haben, kann weg!"

PutZen

Dieser Zusammenhang zwischen Aufräumen und Seelenfrieden ist nichts Neues. Angeblich reißen sich in buddhistischen Zen-Klöstern die Mönche darum, Putzarbeiten ausführen zu dürfen, weil diese nach ihrer Erfahrung der einfachste Weg sind, um Seelenfrieden zu finden. In dem Film ‚Erleuchtung garantiert' der bekannten Filme-Macherin Doris Dörrie, müssen die beiden Protagonisten in einem Zen-Kloster den Boden wischen. Als der eine es endlich kann, begreift er, warum PutZen Teil der Kloster-Routine ist: Er wische nicht nur den Boden, triumphiert er, er wische auch seine Sorgen weg, jeden Tag ein paar mehr! Doris Dörrie erklärt diese Szene folgendermaßen: „Als wir ‚Erleuchtung garantiert' in einem Kloster in Japan gedreht haben, hat mich der Abt ausgelacht, weil er gesehen hat, dass ich wie eine Fliege gestrampelt habe gegen dieses starre Netz von Ritualen. Du verstehst es halt nicht, hat er gesagt, du sollst nicht putzen, um zu putzen, sondern du putzt dich selbst."

Mit der „Kunst des achtsamen Putzens" setzt sich auch der japanische Zen-Mönch Keisuke Matsumoto auseinander. Der erfolgreiche Buchautor weiß aus Erfahrung, wie wichtig Putzen für uns ist, nicht nur für das äußere Wohlbefinden, sondern vor allem für die Seele. Er empfiehlt, Reinigung als bewusstes Ritual in den Alltag zu integrieren. Er ist davon überzeugt: Nur so werden unsere Gedanken und Gefühle wieder klar und wir leben kreativer und erfüllter.

Reinigen als Neuanfang

Das systematische Aufräumen ist in vielen Weltreligionen verankert. Beim jüdischen Pessachfest beispielsweise darf kein Krümel gesäuerten Brotes mehr im Haus zu finden sein. „Auf der Jagd nach dem letzten Brotkrümel" lautet der Titel einer Reportage, die der Journa-

„Im Abfall sehe ich eine Rose.

In der Rose sehe ich den Abfall.

Alles ist in Verwandlung.

Selbst die Beständigkeit ist unbeständig."

Thich Nhat Hanh, buddhistischer Mönch, Schriftsteller und Lyriker

list Hans-Christian Rössler für die Frankfurter Allgemeine Zeitung verfasst hat. Darin beschreibt er die Rituale eines Großputzes, wie er bei vielen jüdischen Familien vor dem Pessach-Fest auf dem Programm steht. Die Jerusalemer Therapeutin Ruth Tick beispielsweise orientiert sich für diesen Großputz an einem 200 Seiten dicken Buch, in dem alle Vorschriften verzeichnet sind, die es zu beachten gilt. „Chamez", also Krümel gesäuerten Brotes, können sich überall verbergen, deshalb nehmen sich manche Familien auch Computer-Tastaturen und Autositze vor. Sogar Kinderspielzeug wird gereinigt. „Es gibt Eltern, die Teddy-Bären in die Waschmaschine stecken und Legosteine in die Spülmaschine werfen", beobachtet der Nahost-Korrespondent. Der Pessach-Putz macht selbst vor den Kleiderschränken nicht Halt: Denn auch in Hosen- und Jackentaschen könnten sich Krümel verstecken. Die größte Herausforderung ist die Küche. Besonderheiten, die über das normale Putzen hinausgehen, gelten für Herd, Mikrowelle, Spülbecken und Kühlschrank. Doch nicht nur die Schränke und Geräte müssen sauber sein. Manche Familien besitzen Geschirr und Gläser, die sie nur während der acht Feiertage verwenden und für den Rest des Jahres unberührt lassen.

Pessach, das an die Befreiung aus pharaonischer Knechtschaft erinnert, ist für die Juden eines ihrer wichtigsten und schönsten Feste. Denn es ist ein Fest der Freiheit und des Neuanfangs. Und durch das ausgiebige Wegwerfen und Putzen auf der Jagd nach dem letzten Krümel wird auch im Umfeld der Menschen der Grundstein dafür gelegt. Außerdem ist es ein Frühlingsfest. Denn die Natur, die im Frühling zu neuem Leben erwacht, ist für die Juden ein Zeichen.

Der Reinigungsmonat Februar

Die Römer vermerkten den Zeitpunkt fürs Großreinemachen sogar in ihrem Kalender und benannten einen Monat danach: Der Monat Februar war ihr Reinigungs- und Sühnemonat mit dem Reinigungs-

Reinigungsritual Räuchern

Die Tradition des Räucherns ist in vielen Kulturen bekannt und wird auch in manchen christlichen Familien gepflegt. Gerade in den zwölf „Raunächten" rund um den Jahreswechsel werden bis heute Häuser, Ställe und Grundstücke mit Weihrauch, Wacholderbeeren oder Kräutern geräuchert. Das soll Krankheiten fernhalten und schädliche Energien vertreiben. Die Wissenschaft konnte nachweisen, dass das Räuchern die Luft reinigt und Bakterien abtötet.

Frühling ist wiederge-
kommen. Die Erde
ist wie ein Kind, das
Gedichte weiß;
viele, o viele.... Für die
Beschwerde
langen Lernens bekommt
sie den Preis.

Streng war ihr Lehrer.
Wir mochten das Weiße
an dem Barte des alten
Manns.
Nun, wie das Grüne, das
Blaue heiße,
dürfen wir fragen: sie
kanns, sie kanns!
Erde, die frei hat, du
glückliche, spiele
nun mit den Kindern. Wir
wollen dich fangen,
fröhliche Erde. Dem
Frohsten gelingts.

O, was der Lehrer sie
lehrte, das Viele,
und was gedruckt steht
in Wurzeln und langen
schwierigen Stammen:
sie singts, sie singts!

Rainer Maria Rilke

fest „februa", dessen Name sich von dem lateinischen Wort für reinigen „februare" ableitet. Da die römischen Haushalte mit Holz oder
Holzkohle kochten und in den Innenräumen mit Öllampen für
Beleuchtung sorgten, waren die Räume nach dem Winter entsprechend verrußt – der Frühjahrsputz war dazu da, um die Wohnungen
von Asche, Ruß und Staub zu befreien.

Diese Notwendigkeit des nachwinterlichen Großreinemachens
bestand bis ins 19. Jahrhundert hinein – solange die Menschen mit
Holz- oder Kohlefeuer kochten und heizten. In unseren kühlen Breiten wurde zudem im Winter wenig gelüftet, um die kostbare Wärme nicht nach draußen entweichen zu lassen. Nach dem Ende der
Heizperiode lohnte sich dann der große Hausputz: Ruß, Asche und
Staub hatten auf Möbeln, Fußböden und Fenstern deutliche Spuren
hinterlassen, deshalb wurden im Frühjahr die Holzböden und Möbel
besonders gründlich geschrubbt. Schwere Wolldecken und Vorleger
wurden aus praktischen Gründen nur im Frühjahr gewaschen. Denn
im Winter wären die dicken Teile nie trocken geworden. Wichtig war
der guten Hausfrau auch ein intensives Lüften der Feder-Bettdecken.
Denn so wie heutzutage die Sachen einfach in die Reinigung zu
geben, war es früher nicht möglich. In bäuerlichen Familien wurde
der Frühjahrsputz zum gemeinsam in Angriff genommenen Groß-
projekt. Für eine Person alleine wäre das umfassende Vorhaben zu
gewaltig gewesen. „Zum Frühjahrsbeginn, vor den Arbeiten in
Garten und Feld, putzten alle Frauen gemeinsam das Haus, fegten
den angesammelten Staub aus Winkeln, Betten und Schränken und
vertrieben damit symbolisch den Winter", schreibt die Ethnologin
Katharina Zaugg in ihrem Buch „Wellness beim Putzen".

Auch wenn der Frühjahrsputz in Zeiten der Zentralheizungen
und elektrischen Beleuchtungen nicht mehr so notwendig erscheint
wie in früheren Zeiten, wird hierzulande im Frühjahr immer noch am
intensivsten geputzt. Das belegen die Umsatzstatistiken der Reini-

gungsmittelhersteller: In den Monaten Februar, März und April verkaufen sie die meisten Putzmittel.

Der Weckruf der Natur

Den Frühjahrsputz auf einen rein praktischen Vorgang zu reduzieren, wäre zu kurz gegriffen und würde der Natur nicht entsprechen. Biologen vermuten, dass im Frühjahr der Nestbautrieb einsetzt, der bei den Menschen das innere Bedürfnis auslöst, das eigene Heim zu verschönern. Es ist ein innerer Trieb, der die Voraussetzung für einen Neuanfang schafft – sowohl äußerlich als auch innerlich. Sobald die ersten Sonnenstrahlen durch unser Fenster scheinen, ist das für uns so etwas wie ein Weckruf: Es geht wieder aufwärts. Lasst uns die helle Zeit nutzen, um für die dunkle Zeit gewappnet zu sein. Hier schließt sich der Kreis zum Sonne tanken. Mit den Rhythmen der Natur zu leben, ist offenbar seit Jahrtausenden tief in unseren Genen verankert. Es ist uns ein echtes Grundbedürfnis und wenn wir auf unser Erbe hören, dann geht es uns gut.

Ausklang

„Der Mensch lebt nicht von Brot allein": Diese Erkenntnis, dass der Mensch für sein Wohlbefinden mehr braucht als materielle Dinge, ist zum geflügelten Wort geworden. Geistliche Nahrung ziehen Menschen aus vielerlei Quellen. Hier eine Anregung aus der Bibel:

„So spricht der Herr: Auf ihr Durstigen, kommt alle zum Wasser! Auch wer kein Geld hat, soll kommen. Kauft Getreide, und esst, kommt und kauft ohne Geld, kauft Wein und Milch ohne Bezahlung!

Warum bezahlt ihr mit Geld, was euch nicht nährt, und mit dem Lohn eurer Mühen, was euch nicht satt macht? Hört auf mich, dann bekommt ihr das Beste zu essen und könnt euch laben an fetten Speisen. Neigt euer Ohr mir zu und kommt zu mir, hört, dann werdet ihr leben..."

Jesaja, jüdischer Prophet (55,1-3)

Quellen Kapitel 1: Sonne tanken

Afzal S.; Bojesen, S.E.; Nordestgaard, B.G.: Reduced 25-hydroxyvitamin D and risk of Alzheimer's disease and vascular dementia. Alzheimer's and Dementia 2013:1-7

Autier, Ph. et al.: Vitamin D status and ill health: a systematic review. The Lancet Diabetes & Endocrinology, Early Online Publication, 6 December 2013.

Bergman P.; Norlin, A.C.; Hansen S.; Rekha, R.S.; Agerberth, B.; Andersson, J.: Vitamin D3 supplementation in patients with frequent respiratory tract infections: a randomised and double-blind intervention study. BMJ Open. 2012;2(6).

Boscoe, F. P.; Schymura, M. J.: Solar ultraviolet-B exposure and cancer incidence and mortality in the United States, 1993-2002. BMC Cancer. 2006; 6264.

Cannell, J. J.; Hollis, B. W.; Sorenson, M. B.; Taft, T. N.; Anderson, J. J.: Athletic performance and vitamin D. Med Sci Sports Exerc. 2009 May

Chen, W.; Clements, M.; Rahman, B.; Zhang, S.; Qiao, Y.; Armstrong, B. K.: Relationship between cancer mortality/incidence and ambient ultraviolet B irradiance in China. Cancer causes & control: CCC. 2010 Oct; 21 (10): 1701-9

Dagnelie P. C.; Vergote, F. J.; van Staveren, W. A.; van den Berg, H.; Dingjan, P. G.; Hautvast, J. G.: High prevalence of rickets in infants on macrobiotic diets. Am J Clin Nutr 51 (1990)202-208 Diabetologia (2012; 55: 3224-3227)

Dunning, J. M.: The influence of latitude and distance from seacoast on dental disease. J Dent Res. 1953 Dec; 32 (6): 811-29.

East, B. R.: Mean Annual Hours of Sunshine and the Incidence of Dental Caries. Am J Public Health Nations Health. 1939 Jul; 29 (7): 777-80.

Erpf, S. F.: Dental caries and paradental disturbances, II, The seasonable incidence of dental caries. J Am Dent Assoc. 1938; 25681-682.

Garland C.F.; Garland, F.C.: Do sunlight and vitamin D reduce the likelihood of colon cancer? Int J Epidemiol 1980;9:227-231.

Gilbert, R.; Metcalfe, C.; Oliver, S. E.; Whiteman, D. C.; Bain, C.; Ness, A.; Donovan, J.; Hamdy, F.; Neal, D. E.; Lane, J. A.; Martin, R. M.: Life course sun exposure and risk of prostate cancer: population-based nested case-control study and meta-analysis. Int J Cancer. 2009 Sep 15; 125 (6): 1414-23.

Gorham, E. D.; Garland, C.F; Burgi A.A; Mohr, S. B.; Zeng K.; Hofflich, H.; Kim J.J.; Ricordi, C.: Lower prediagnostic serum 25-hydroxyvitamin D concentration is associated with higher risk of insulin-requiring diabetes: a nested case–control study. Diabetologia, Volume 55, Issue 12, September 2012, pp 3224-3227

Grant, W. B.: Does solar ultraviolet irradiation affect cancer mortality rates in China? Asian Pac J Cancer Prev. 2007 Apr-Jun; 8 (2): 236-42.

Grant, W. B.: A meta-analysis of second cancers after a diagnosis of nonmelanoma skin cancer: additional evidence that solar ultraviolet-B irradiance reduces the risk of internal cancers. J Steroid Biochem Mol Biol. 2007 Mar; 103 (3-5): 668-74.

Grant, W. B.: Cancer risk ecological study in Rhineland-Palatinate, Germany, provides strong support for the ultraviolet B-vitamin D-cancer hypothesis. J Occup Med Toxicol. 2010 19 July 2010; 19 July 2010

Heinrich, Sven; König, Hans-Helmut: Gesundheitsökonomische Aspekte der Sturz- und Frakturprävention, Hamburg-Eppendorf 2010

Hobday, Richard: Sonnenlicht heilt, VAK Verlag, Kirchzarten bei Freiburg 2001

Hofmann-Aßmus, Marion: Vitamin D - Prophylaxe gegen Krebs und chronische Krankheiten?, Pharmazeutische Zeitung online, Ausgabe 50/2000

Hope-Simpson, R. E.: The role of season in the epidemiology of influenza. J Hyg (Lond). 1981 Feb; 86 (1): 35-47.

Kime, Zane: Sonnenlicht und Gesundheit, Waldthausen Verlag, Ritterhude 1989

Klein, Thomas: Sonnenlicht – Das größte Gesundheitsgeheimnis, Hygeia-Verlag, Dresden 2010

Koh G.; Hawthorne, G.; Turner A.M., et al.: Tuberculosis incidence correlates with sunshine: an ecological 28-year time series study. PLOS One 2013;8(3):1-5.

Kunutsor, S. K. et al.: Vitamin D and risk of future hypertension: meta-analysis of 283,537 participants. European Journal of Epidemiology 2013; 28; 205-221.

Lang P.O.; Samaras, N.; Samaras, D.; Aspinall, R.: How important is vitamin D in preventing infections? Osteoporos Int. 2012 Nov 17. [Epub ahead of print]

Linseisen, Jakob; Bechthold, Angela; Bischoff-Ferrari, Heike A.; Hinzpeter, Birte; Leschik-Bonnet, Eva; Reichrath, Jörg; Stehle, Peter; Volkert, Dorothee; Wolfram, Günther; Zimmermann, Armin: Vitamin D und Prävention ausgewählter chronischer Krankheiten. Deutsche Gesellschaft für Ernährung e.V. 2011.

Moan J.; Porojnicu, A.; Lagunova, Z. et al.: Colon cancer: prognosis for different latitudes, age groups and seasons in Norway. Journal of Photochemistry and Photobiology B: Biology 2007;89:148-155.

Moritz, Andreas: Heile dich selbst mit Sonnenlicht, United Book Group, Amtzell 2013

Mostafa G.A.; Al-Ayadhi, L.Y.: Reduced serum concentrations of 25-hydroxy vitamin D in children with autism: relation to autoimmunity. J euroinflammation. 2012;9:201

Ozonschicht und Ozonloch, UmweltWissen, Klima und Energie, Bayerisches Landesamt für Umwelt 2014

Parker, Johanna et al.: Levels of vitamin D and cardiometabolic disorders: Systematic review and meta-analysis. Maturitas, Vol. 65, Issue 3, March 2010, p. 225-236, doi:10.1016/j.maturitas.2009.12.013

Pittas A.G.; Nelson, J.; Mitri J.; Hillmann, W.; Garganta, C.; Nathan, D.M.; Hu, F.B.; Dawson-Hughes, B.: Diabetes Prevention Program Research Group. Plasma 25-hydroxyvitamin D and progression to diabetes in patients at risk for diabetes: an ancillary analysis in the Diabetes Prevention Program. Diabetes Care. 2012;35(3):565-73.

Seidler, A.; Hammer, G. P.; Husmann, G.; Konig, J.; Krtschil, A.; Schmidtmann, I.; Blettner, M.: Cancer risk among residents of Rhineland-Palatinate winegrowing communities: a cancer-registry based ecological study. J Occup Med Toxicol. 2008; 312.

Shivananda, S.; Lennard-Jones, J.; Logan, R. Fear; N. Price, A.; Carpenter: Incidence of inflammatory bowel disease across Europe: is there a difference between north and south? Results of the European Collaborative Study on Inflammatory Bowel Disease (EC-IBD). Gut. 1996 Nov; 39 (5): 690-7.

Sieper, Burghard; Eisenmann, Michael: Fit in die Kiste,
Sieper & Eisenmann, 2005

Spitz, Jörg; Grant, William: Krebszellen mögen keine Sonne, Mankau Verlag,
Murnau a. Staffelsee 2013

Tretli S.; Schwartz, G.G.; Torjesen, P.A.; Robsahm, T.E.: Serum levels of
25-hydroxyvitamin D and survival in Norwegian patients with cancer of
breast, colon, lung, and lymphoma: a population-based study. Cancer Causes
Control. 2012;23(2):363-70.

Valentine, A. D.; Maung, U. T.; Sein, U. K.; Anderson, R. J.; Bradnock, G:
Geography and dental caries. Br Dent J. 1982 Jul 20; 153 (2): 55-8.

Zittermann A.; Iodice, S.; Pilz S.; Grant, W.B.; Bagnardi, V.; Gandini, S.:
Vitamin D deficiency and mortality risk in the general population: A meta-
analysis of prospective cohort studies. Am J Clin Nutr. 2012;95(1):91-100.

www.sunarc.org

www.vitamindcouncil.org

Quellen Kapitel 2: Zu Fuß gehen

Agus, David B.: The End of Illness, Simon & Schuster, UK 2012

American Heart Association: Moderate exercise cuts women's stroke risk, helps offset increase risk from hormone therapy, ScienceDaily, 13. Februar 2014

Blech, Jörg: Bewegung gegen den Schmerz, Spiegel, Nr. 27, 2014

Brämer, Rainer: Ist Wandern Sport? Die Kalorienbilanz spricht dafür, wanderforschung.de 1998

Brämer, Rainer: Nichtwanderer – Eine Wanderstudie gibt Auskunft über Spazieren, wanderforschung.de 3/2012

Bundesministerium für Wirtschaft und Technologie, Forschungsbericht Nr. 591, Grundlagenuntersuchung Freizeit- und Urlaubsmarkt Wandern, 2010

C3 Collaborating for Health: The benefits of regular walking for health, well-being and the environment, Review 2012

Faselis, C. et al: Exercise Capacity and All-Cause Mortality in Male Veterans With Hypertension Aged >=70 Years, Hypertension 2014

Hansel, J.; Burgstahler, C.; Nieß A.: Körperliche Aktivität und kardiovaskuläre Erkrankungen, Bundesgesundheitsblatt 2012-55

Kästner, Erich: Das Doppelte Lottchen, Cecilie Dressler Verlag, Hamburg 1989

Kästner, Erich: Meine Mutter zu Wasser und zu Lande, Atrium, Zürich 2010

Melzer, Maria: Nordic Walking – fit mit zwei Stöcken, Apotheken Umschau 2013

Mommert-Jauch, Petra: Nordic Walking – aber richtig!, Deutsches Walking Institut

Morimoto, K. et al: Waldspaziergänge aktivieren natürliche Killerzellen, 2008

Neubauer, Karin: Warum Waldspaziergänge so gesund sind, spiegel.de, 10.02.2014

Neun Gründe, warum Spaziergänge so gesund sind, zentrum-der-gesundheit.de

Ober, Clinton; Sinatra, Stephen; Zucker, Martin: Earthing – Heilendes Erden, VAK Verlag, Kirchzarten bei Freiburg 2011

Schulz, K.H.; Meyer A.; Langguth N.: Körperliche Aktivität und psychische Gesundheit, Bundesgesundheitsblatt 2012-55

Smith, Carson J. et al: Physical activity reduces hippocampal atrophy in elders at genetic risk for Alzheimer's disease. Frontiers in Aging Neuroscience, 2014

Steindorf, K.; Schmidt, M.; Ulrich, C.: Welche Effekte hat körperliche Bewegung auf das Krebsrisiko und auf den Krankheitsverlauf nach einer Krebsdiagnose? Bundesgesundheitsblatt 2012-55

Tschentscher, M.; Niederseer, D; Niebauer, J.: Health benefits of Nordic walking: a systematic review, American Journal of Preventive Medicine 2013

Ulrich, C.M.; Wiskemann; J./Steindorf K.: Physiologische und molekulare Mechanismen der Wirkung von körperlicher Aktivität auf das Krebsrisiko und den Verlauf einer Krebserkrankung., Bundesgesundheitsblatt 2012-55

Wallmann, Birgit: Gesundheitliche Wirkung von körperlicher Aktivität im Alltag. Strukturanalyse und Gesundheitswirkung von Alltagsaktivität am Beispiel des Gehens. Dissertation an der Deutschen Sporthochschule Köln, Institut für Bewegungstherapie und bewegungsorientierte Prävention und Rehabilitation 2010

Wallmann, Birgit; Froböse, Ingo: Vergleich der gesundheitlichen Auswirkungen von „3000 Schritte mehr am Tag" vs. geführte Spaziergänge. Deutsche Zeitschrift für Sportmedizin 63 (2012) 81- 86.

Wallmann, Birgit; Froböse, Ingo: Es muss nicht soviel sein! Schon 3000 Schritte mehr am Tag senken Cholesterinwerte! Zentrum für Gesundheit der Deutschen Sporthochschule Köln

Winkler, S.; Hebestreit, A.; Ahrens, W.: Körperliche Aktivität und Adipositas, Bundesgesundheitsblatt 2012-55

www.ingo-froboese.de

www.wanderforschung.de

www.wanderverband.de

www.zentrum-der-gesundheit.de

Quellen Kapitel 3: Fasten

Arzneimittel-Atlas, IGES Institut GmbH, Berlin 2013

Czichos, Joachim: Fasten verstärkt Wirksamkeit der Chemotherapie,
Wissenschaft aktuell, 2012

Gilman, Sylvie/Lestrade de, Thierry: Fasten und Heilen, Film,
gesehen auf arte

Fasting triggers stem cell regeneration of damaged, old immune system.
University of Southern California, Press Release, 5. Juni 2014

Fasting Weakens Cancer in Mice, University of Southern California,
Press Release, 8. Februar 2012

Grün, Anselm/Müller, Peter: Fasten mit Leib und Seele, Vier-Türme-Verlag,
Münsterschwarzach 2010

Huber, Johannes: Länger leben, später altern, Maudrich-Verlag, Wien 1998

Longo, Valter D. et al: Fasting cycles retard growth of tumors and sensitize a
range of cancer cell types to chemotherapy, Science Translational Medicine,
7. März 2012

Surböck, Walter: Aktuelle Studie übers Heilfasten,
www.gesundheitsförderung.at, 2002

Tichy, Roland: Fastenwandern – Hungrig und glücklich den Berg
hinauftanzen, Quell, 2007

www.wikipedia.org/wiki/Intermettierendes_Fasten

Quellen Kapitel 4: Lebendiges Wasser trinken

Bärtels, Claude: Modellvorstellungen zur Informationsspeicherung, Vortrag beim 10. Symposium der Deutschen Gesellschaft für Energetische und Informationsmedizin e.V. (DGEIM) in Heidelberg, Oktober 2008

Batmanghelidy, Fereydon: Wasser die gesunde Lösung, VAK-Verlag, Freiburg 1997

Batmanghelidy, Fereydon: Wasser hilft, VAK-Verlag, Freiburg 2005

Fellin, Andreas: Das richtige Wasser für Ihre Gesundheit, Haug Verlag, Stuttgart 2006

Heilige Orte & Heilende Quellen In Kärnten, Slowenien und Friaul, www.kath-kirche-kaernten.at

Helfrich, Jürgen: Vincent Prießnitz (1799 -1851) und die Rezeption seiner Hydrotherapie bis 1918, Matthiesen-Verlag, Husum 2006

Hirschel, René: Ist Energie oder Information messbar? Vortrag beim 7. Symposium der Deutschen Gesellschaft für Energetische und Informationsmedizin e.V. (DGEIM) in Heidelberg, Oktober 2005

Hirschel, René: Wasser Lebensmittel Nr. 1. Seminar des Fortbildungszentrums Allgemeinmedizin (FAM Austria) in Pöchlarn/Wachwachau 2007

Kempe, Noemi: Festvortrag in Bad Leonhardspfunzen 2005

Kölbl, Herbert H.: Heilige und heilsamen Quellen zwischen Isar und Salzach, Pannonia-Verlag, Freilassing 2005

Ludwig, Wolfgang; Albrecht, Hans-Jürgen: Wasser und Homöopathie – Wasser als Träger von Informationen, CHJ Verlag, Großheubach 2002

Maret, Karl: Physikalische vs. Feinstoffliche Veränderungen des Wassers, Vortrag beim 10. Symposium der Deutschen Gesellschaft für Energetische und Informationsmedizin e.V. (DGEIM) in Heidelberg, Oktober 2008

Medinger, Walter: Grundlagen zur Quantenphysik des Wassers, Ansätze für Messmethoden, Vortrag beim 10. Symposium der Deutschen Gesellschaft für Energetische und Informationsmedizin e.V. (DGEIM) in Heidelberg, Oktober 2008

Pawelke, Dr. Rainer: Wasser in der Medizin – Natur statt Chemie, Vortrag beim III. Wassersymposium in Bad Füssing 2013

Popp, Fritz-Albert: Ungewöhnliche Eigenschaften des Wassers, Vortrag beim 10. Symposium der Deutschen Gesellschaft für Energetische und Informationsmedizin e.V. (DGEIM) in Heidelberg, Oktober 2008

Schauberger, Viktor: Das Wesen des Wassers, AT-Verlag, Baden und München 2006

Tichy, Andrea: Lebendiges Wasser – Quell der Gesundheit, Edition Quell, Frankfurt 2009

Weber, Axel; Deutschländer, Kirsten: Lebendiges Wasser in der Krebstherapie, Vortrag beim III. Wassersymposium in Bad Füssing 2013

Welt im Tropfen: Gedächtnis- und Gedankenformen im Wasser, Buch zur Ausstellung, Gutesbuchverlag, Stuttgart 2001

Quellen Kapitel 5: Wildpflanzen sammeln

AOK: Themen-Spezial Wildkräuter sammeln, www.aok.de/bundesweit/
themenspezial/was-waechst-denn-da.de

Aschenbrenner, Eva: Mit Eva Aschenbrenner durchs Wildkräuterjahr, Verlag
Aschenbrenner, Garmisch-Partenkirchen 2005

Franke, Wolfgang: Wildgemüse, Auswertungs- und Informationsdienst für
Ernährung, Landwirtschaft und Forsten (AID) e.V., Bonn 1995

Hoffmann, Manfred; Staller, Bernhard: Lebensmittelqualität –
elektrochemisch betrachtet. Ernährung im fokus 4-2004

Hoffmann, Manfred; Wolf, Günter; Staller, Bernhard: Lebensmittelqualität und
Gesundheit. Bio-Testmethoden und Produkte auf dem Prüfstand.
Baerens & Fuss, Schwerin 2007

Lauber, Hans: Macht und Magie heimischer Heilpflanzen, Kirchheim-Verlag,
Mainz 2011

Lesch, Harald und das Quot-Team: Quantenmechanik für die Westentasche,
Piper, München 2007

Nitschke, Ingeborg: Sammeln und Nutzen von Wildpflanzen, Dissertation,
Universität Wien 2008

Paungger, Johanna; Poppe, Thomas: Aus eigener Kraft. Gesundheit und
Gesundwerden in Harmonie mit Natur- und Mondrhythmen, Goldmann-
Verlag, München 1993

Popp, Fritz-Albert: Die Botschaft der Nahrung, Zweitausendeins,
Frankfurt 2005

Reichholf, Josef H.: Stadtnatur. Eine neue Heimat für Tiere und Pflanzen,
oekom-Verlag, München 2007

Simopoulos, Artemis: Omega-3 Fatty Acids and Antioxidants in Edible Wild
Plants, The Center for Genetics, Nutrition and Health, Washington, DC,
USA 2004

Stemmler, Bettina: Biophilie – eine unwiderlegbare Hypothese?
Universität Zürich, Psychologisches Institut 2009

Tichy, Andrea; Leidig, Gerd: Happy Money – den entspannten Umgang mit
Geld entdecken, Campus, Frankfurt 2003

Vanzani, P.: Wild Mediterranean plants as traditional food: a valuable source of antioxidants. J Food Sci, 2011

Vollborn, Marita; Georgescu, Vlad: Die Joghurt-Lüge, Die unappetitlichen Geschäfte der Nahrungsmittel-Industrie, Campus, Frankfurt 2006

www.ein-langes-leben.de

www.naturlehrer.de

www.pappus.eu

www.toelzer-land.de

www.zentrum-der-gesundheit.de

Buchtipps für das Bestimmen und Verarbeiten von Wildpflanzen von Elisabeth Menzel:

Baginski, Bodo J.; Sharamon, Shalila: Heilung aus der Ur-Natur: die einzigartige Heilwirkung prähistorischer Pflanzenmineralien und Spurenelemente, Windpferd

Beiser, Rudi: Essbare Wildkräuter und Wildbeeren – Naturführer für unterwegs, Franckh Kosmos Verlag

Bräutigam, Gabriele L.: Wilde grüne Smoothies, 50 Wildkräuter – 50 Rezepte, Vegan & köstlich, Hans-Nietsch-Verlag

Brosius, Ralf: Wildkräuter – meine Lebensretter aus der Natur, Kösel-Verlag

Fleischhauer, Steffen Guido; Guthmann, Jürgen; Spiegelberger, Roland: Enzyklopädie essbare Wildpflanzen. 2000 Pflanzen Mitteleuropas, Bestimmung, Sammeltipps, Inhaltsstoffe, Heilwirkung von, AT Verlag

Fleischhauer, Steffen Guido; Thumm, Andreas: Wildpflanzen-Salate: Sammeltipps, Pflanzenporträts und 60 Rezepte, AT Verlag

Guthmann, Jürgen; Fleischhauer, Steffen Guido; Spiegelberger, Roland: Essbare Wildpflanzen: 200 Arten bestimmen und verwenden, AT Verlag

Mutter, Joachim: Grün essen! Die Gesundheitsrevolution auf Ihrem Teller, VAK

Schneider, Christine: Wildkräuter finden!, Ulmer Verlag

Switzer, John: Dr. Switzers Heilkräftige Wildkräuter-Vitalkost-Rezepte, Urkraftquelle

Volm, Dr. Christine: Meine liebsten Wildpflanzen - rohköstlich: sicher erkennen, vegan genießen, Ulmer Verlag

Quellen Kapitel 6: Gemeinschaft leben

Berg, Achim: Nutzung sozialer Medien in Deutschland. Bitkom-Pressekonferenz, Berlin, 31. Oktober 2013

Bowlby, John: Attachment and Loss. New York 1982

Cacioppo, John, T; Cacioppo, Stephanie: Social Relationships and Health: The Toxic Effects of Perceived Social Isolation. Soc Personal Psychol Compass, Februar 2014

Cacioppo, John, T; Fowler, James, H.; Christakis, Nicholas, A.: Alone in the Crowd: The Structure and Spread of Loneliness in a Large Social Network. Soc Personal Psychol Compass, Dezember 2009

Epikur: Philosophie der Freude. Kröner, Stuttgart 1973

Feddersen, Carola: Auf der Suche nach alternativen Lebensformen. natur & heilen, 6/2014

Grabenschweiger, Luisa: Diagnose „Suchtgesellschaft". pro Zukunft, 2014/2

Grawe, Klaus: Psychologische Therapie. Hogreve Verlag, Göttingen 2000

Helliwell, John F.; Layard, Richard; Sachs, Jeffrey: World Happiness Report 2013

Helliwell, John F.; Huang, H.: Comparing the happiness effects of real and on-line friends. PLoS One, September 2013

Henk, Malte: Jugend ohne Sex. DIE ZEIT 2014/24

Holzinger, Hans: Rüpelrepublik. pro Zukunft, Salzburg 2014/2

Kast, Bas: Die Risiken des Reichtums. www.zeit.de, 12. Mai 2012

Klein, Stefan: Unser Glück hängt von den Freunden ab. ZEITmagazin, Mai 2012

Niven, David: Die 100 Geheimnisse glücklicher Menschen. Integral, München 2002

Sandstrom, GM; Dunn EW: Social Interactions and Well-Being: The Surprising Power of Weak Ties. Society for Personality and Social Psychology. 25. April 2014; 910-922

Schindler, Jörg: Die Rüpelrepublik. Fischer, Frankfurt 2013

Tichy, Andrea; Leidig, Gerd: Happy Money. Campus, Frankfurt 2003

Thurston, Rebecca, C.; Kubzansky, Laura D.: Women, Loneliness, and Incident Coronary Heart Disease. Psychosom Med., Oktober 2009

Yazdi, Kurosch: Junkies wie wir. edition a, Wien 2013

Quellen Kapitel 7: Pflegen statt Putzen

Hamer, Mark, et al.: Dose response relationship between physical activity and mental health: The Scottish Health Survey. British Journal of Sports Medicine, 2008

Hucklenbroich, Christina: Schmeiß dich in den Schaum! FAZ vom 26. April 2014

Linn, Denise: Die Magie des Wohnens. Goldmann-Verlag, München 1996

Rössler, Hans-Christian: Auf der Jagd nach dem letzten Brotkrümel. FAZ vom 10. April 2014

Schonert-Hirz, Sabine: Energie statt Stress! Ariston, München 2011

Thomas, Linda: Putzen!? Von der lästigen Notwendigkeit zu einer Liebeserklärung an die Gegenwart. Verlag am Goetheanum, Dornach 2012

Thomas, Linda: Frühjahrsputz. Putzen als kulturelle Tradition und andere Dinge, Verlag am Goetheanum, Dornach 2014

Die Verbraucher Initiative e.V.: Sauberer Haushalt. Verbraucher Konkret, Berlin 2008

Die Verbraucher Initiative e.V.: Frühjahrsputz als Fitnessprogramm. www.verbraucher.org 2013

Zaugg, Katharina. Wellness beim Putzen. Zaugg Verlag, Basel, 2008

www.fitrechner.de

Danke

Dieses Buch ist ein Gemeinschaftswerk und an seinem Zustandekommen waren viele Menschen beteiligt. Die Initialzündung bildete ein gemeinsames Filmerlebnis mit meiner geschätzten Geschäftspartnerin und Freundin Monika Frei-Herrmann: Eher zufällig sahen wir als Abendunterhaltung bei einem Wellness-Aufenthalt den Film „Fasten und Heilen". Der Film beeindruckte mich so sehr, dass ich beschloss, nun endlich meine über Jahrzehnte gesammelten Recherchen zu den „besten Dingen, die nichts kosten", zusammenzufassen. Monika Frei-Herrmann gestaltete in der Folge das Buch graphisch und zeichnerisch wunderbar (so wie alle Print-Produkte des Quell Verlags).

Die zweite glückliche Fügung war das Angebot meiner Studienfreundin Claudia Schwarzmaier, mich bei der aufwendigen Recherche der aktuellen Sachlage bezüglich der „besten Dinge" zu unterstützen. Ich habe Claudia vor mehr als 30 Jahren beim ersten Symposium seiner Art zum Thema „Ökologie contra Ökonomie" in St. Gallen kennengelernt. Seither verbindet uns ein gemeinsames Interesse am Thema Nachhaltigkeit und auch eine tiefe Freundschaft. Claudias Recherche-Unterstützung und ihre vielen Anregungen als erste Test-Leserin waren großartig.

Einen weiteren wichtigen Impuls für dieses Buch erhielt ich von Elisabeth Menzel, Pressesprecherin für den Bereich Arzneimittel der Wala Heilmittel GmbH. Sie beschäftigt sich nicht nur hauptberuflich sondern auch privat mit Pflanzen und ihren gesundheitsfördernden Wirkungen: Sie überzeugte mich spontan davon, ein Kapitel den Wildpflanzen zu widmen. (Ursprünglich hatte ich geplant, das 5. Kapitel dem Kostenlos-Thema „Richtig atmen" zu widmen. Es hätte sicherlich auch gut zu diesem Buch gepasst, aber darüber zu schreiben ist eher die Sache von Therapeuten). Bei der Beschäftigung mit dem Thema Wildpflanzen eröffnete sich jedenfalls für das ganze Buch-Team ein neuer, spannender Kosmos. Elisabeth Menzel war dazu bereit, das Kapitel „Wildpflanzen sammeln" kritisch durchzusehen und steuerte als krönenden Abschluss Rezepte aus ihrer Wildkräuter-Küche bei.

Vielen weiteren Menschen, denen ich im Laufe meines journalistischen Lebens begegnete, verdanke ich wertvolle Impulse für dieses Buch: Gerd Leidig, Apotheker und Fachjournalist, mit dem gemeinsam ich vor einiger Zeit das Buch „Happy Money" geschrieben habe, war großzügiger Weise damit einverstanden, dass ich sein Fachwissen zum Thema „Bindung" auch für dieses Buch verwende. Auch gab er mit wertvolle Hinweise zum Thema Vitamin D und beschäftigte sich bereits in einem frühen Stadium mit dem Kapitel „Sonne tanken".

Mein Mann Roland Tichy steuerte seine witzige Reportage übers Fastenwandern bei. Er hat dieses Stück zwar schon vor langer Zeit geschrieben, aber es bringt mich immer noch zum Lachen. Gastbeiträge für das Buch haben auch Monika Frei-Herrmann (Nordic Walking, Putzen) und Claudia Schwarzmaier (Kräuter-Wanderung) verfasst. Das Kapitel „Lebendiges Wasser trinken" geht zurück auf eine Begegnung mit Johann Abfalter, dem Gründer der St. Leonhardsbetriebe. Er hat sich viel Zeit genommen, mir seine Philosophie des lebendigen Wassers zu erläutern und die vielen Gespräche, die wir darüber führten, haben mein nachhaltiges Interesse an diesem Thema geweckt. Intensiv in meinem Gedächtnis habe ich auch die diversen Begegnungen mit Johanna Paungger und Thomas Poppe abgespeichert, den Autoren des „richtigen Zeitpunkts": Eine Reihe ihrer Anregungen finden sich in diesem Buch wieder. Das Kapitel

„Pflegen statt Putzen" entstand schließlich aufgrund einer Begegnung mit der Putz-Expertin Linda Thomas im Rahmen eines Wassersymposiums.

Bei der Umsetzung meiner gesammelten Inspirationen in Buchform waren mir zwei geschätzte Expertinnen besonders behilflich: Regina Eisele übernahm – so wie bei allen Büchern der Quell-Edition – das Lektorat. Angelika Sieckmann begab sich in bewährter Gründlichkeit auf die Suche nach Rechtschreib- und Interpunktionsfehlern.

All diesen Wegbegleitern, Geschäftspartnern, Freundinnen und Bekannten danke ich von Herzen für ihre großzügige Unterstützung. Beim Verfassen des Kapitels „Gemeinschaft leben" ist mir wieder einmal deutlich geworden, wie wohltuend und schön es doch ist, gemeinsam Projekte zu verwirklichen. (Auch wenn man sich dabei manchmal fetzt). Aber in der persönlichen Auseinandersetzung mit anderen entsteht Besseres als man als Einzelkämpfer je schaffen könnte.

Nicht zuletzt möchte ich mich auch bei Ihnen – liebe Leserinnen und Leser – dafür bedanken, dass Sie dies Buch in Händen halten und es bis hierhin gelesen haben. Und ich habe zugleich eine Bitte: Wenn es Ihnen gefallen hat, dann empfehlen Sie es bitte weiter.

Andrea Tichy, Juli 2014

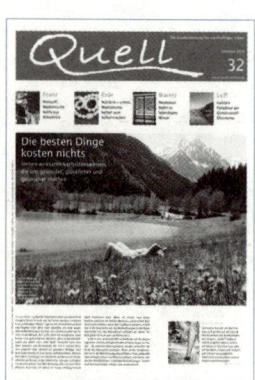

Die Zeitung Quell
Thema der Sommer-
ausgabe 2014:
Die besten Dinge kosten
nichts

Im Internet unter
www.quell-online.de
finden Sie die aktuelle
Ausgabe von Quell in
elektronischer Form.
Oder fordern Sie eine
Probezeitung an:

Quell-Leserservice,
Saalgasse 12,
60311 Frankfurt,
T 069 – 21 99 49 40
info@quell-online.de

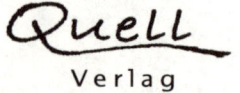

Quell: Der Verlag für nachhaltiges Leben

Nachhaltigkeit hat viele Facetten. Sie reichen vom Dreiklang von Ökologie, Ökonomie und Sozialem bis hin zum bewussten Konsum.

Mit seinen Publikationen widmet sich der Quell Verlag dem Thema Nachhaltigkeit in allen Lebensbereichen:

Die Zeitung Quell berichtet vierteljährlich über Konsumentscheidungen und Verhaltensweisen, die zu einem nachhaltigen Lebensstil gehören. „Inspirationen für bewusstes Leben" zu geben, lautet die Mission der Zeitung Quell. Seit mehr als acht Jahren berichten wir über das gesamte Spektrum von Themen, die zu einem nachhaltigen Lebensstil gehören – von Naturheilmitteln bis zum Energiesparen, von traditionell hergestellten Lebensmitteln bis zur ethischen Geldanlage.

Das Internet-Portal www.quell-online.de bietet flankierend zur Zeitung wertvolle Zusatzinformationen und macht die Berichte von Quell für die Leserschaft digital zugänglich. In unserem Internet-Shop bieten wir ein kleines, aber feines Sortiment von Produkten, die dem Kriterium der Nachhaltigkeit genügen und die es im Handel oft nicht zu kaufen gibt.

Die Bücher der Quell Edition greifen sowohl Themen einer zukunftsorientierten Gesellschafts- und Wirtschaftspolitik auf, als auch Themen der eigenverantwortlichen Lebensgestaltung.

Mehr über unser Verlagsprogramm finden Sie unter:
www.quell-online.de/shop/lesenswert.

Quell Edition: Buchsortiment

Nachhaltige Haarpflege

Noch nie gab es so viele Kopfhaut- und Haarprobleme wie heute. Mit seiner HaarSprechStunde hat der Haarpraktiker Michael Rogall schon vielen Betroffenen zu einem selbstbewussteren Auftreten verholfen: In seinem Ratgeber beschreibt er wertvolle Experten-Tipps zur effektiven Selbsthilfe bei Haarausfall, Schuppen und geschädigtem Haar.

Michael Rogall: HaarSprechStunde
Gesunde Lösungen für schönes Haar | 200 Seiten | Quell Edition |
4. Auflage 2014 | 22,90 Euro | ISBN 978-3-9812667-8-8

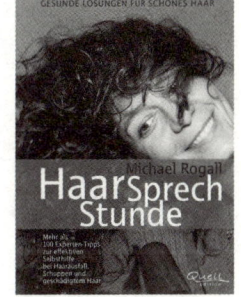

Reiseziele zum Energie tanken

Reiselust mit den Elementen: Der Einklang von Wasser, Luft, Erde und Sonne wirkt sich positiv auf die Gesundheit aus. Das Element Wasser steht für Ausgleich, Sonne bedeutet neue Kraft. Das Element Erde stabilisiert, während uns die Luft beim Durchatmen hilft und zugleich inspiriert.

Martina Guthmann: Reiselust mit den vier Elementen
100 inspirierende Reise-Ziele | 184 Seiten | 400 farbige Fotografien
| Quell Edition | 2012| 9,90 Euro | ISBN 978-3-9812667-9-5

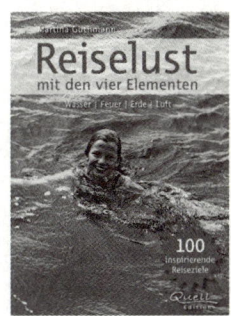

Philosophie mit Stoa und Epikur

Wer sich mit den Lehren der griechischen Philosophen auseinandersetzen möchte, der ist mit dem Roman von Kerstin Maria Pöhler gut beraten. In ihrem Erstling „Einen Sommer lang" beschreibt sie am Beispiel des in den Ruhestand getretenen Leonhard dessen Neuorientierung von Phasen der Euphorie, Enttäuschung und neuem Lebensmut.

Kerstin Maria Pöhler: Einen Sommer lang
Roman | gebunden | 325 Seiten | Quell Edition | 2011 |
| 24,90 Euro| ISBN 978-3-9812667-5-7

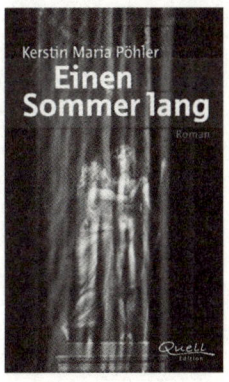

Die Bücher erhalten Sie im Buchhandel oder direkt beim Verlag (versandkostenfrei) T 0221 - 21 29 14| info@quell-online.de | www.quell-online.de